JN090513

認知症と生きる

井出　訓・山川みやえ

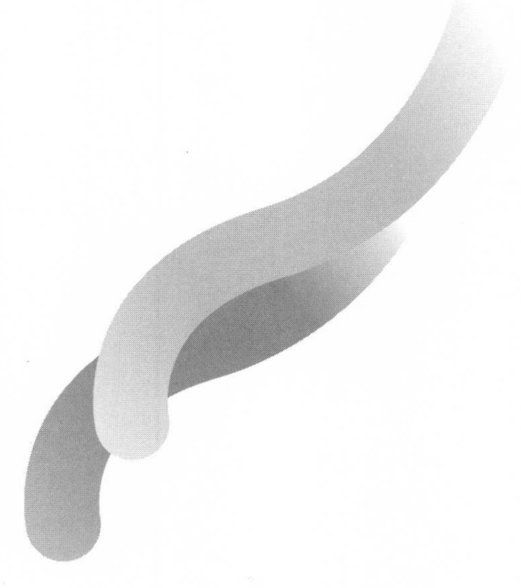

（改訂版）認知症と生きる（'21）

装丁・ブックデザイン：畑中　猛

o-35

まえがき

2021年度の開講に向けてこの授業制作を行っている現在（2020年５月），私たちが暮らす世界は，コロナウィルスによるCOVID−19の感染拡大という未曾有の事態に直面している。そのため，授業収録やロケが行えないことはもとより，学校の休校や職場の閉鎖，飲食店や歓楽施設の休業など，社会全体が自粛生活を強いられている。しかし，未曾有という表現が正しいのかは定かでない。なぜならば，人類を脅かす感染症の世界的な流行は，古くはペストやインフルエンザウィルスによるスペイン風邪，近年では同様のコロナウィルスによるSARSやMARSの感染拡大が起きている。また，新たな感染症の世界的流行に対する対策が急務との警鐘が鳴らされていたことも事実であるからだ。COVID−19の感染拡大により引き起こされた状況を前に，私たちが何に重きを置き，何に力を注ぎ，また何を目指してこの社会を築き上げていこうとしてきたのか，また私たちが，何に備え，何を蓄え，また何に向き合って次の時代を生きていこうとしてきたのかを自問させられていると感じる。

我が国は，2030年には３人に１人が高齢者という超高齢社会を迎えることが予測されている。しかし，そうした時代を前にしてなお，高齢者の社会・生活環境，また高齢者の孤立死や介護問題など，解決すべき課題は未だに多く散見されている。認知症に関する課題もその１つだ。厚生労働省は2010年において，既に「認知症高齢者の日常生活自立度」Ⅱ以上の高齢者数が，65歳以上高齢者の9.5％にあたる280万人であることを報告している。また，認知症高齢者数は今後も増加し，65歳以上高齢者の約８人に１人が認知症と生きる時代がやってくることが予測されている。

こうしたデータを前にして立てるべき問いは同じだ。私たちは本当に備えるべきことを備え，蓄えるべきことを蓄えてきたのか。また，重きを置くべきこと，力を注ぐべきことをしっかりと見極められてきたのだろうか。メディアなどで取り上げられる認知症の記事や放送には，年を取れば誰もがぼけて認知症になる，認知症になれば何もかも忘れて意味なく歩き回るようになる，家族も介護で疲れ果て悲劇的な結末を迎えるなど，典型的な負のイメージに捕われた恐怖感や，なかば脅迫的にぼけないための備えをしなければと煽り立てているかのような論調ばかりが目につく。しかし蓄えるべきことは，ただ闇雲に煽り立てられる恐怖心ではなく，備えるべきことは，しっかりとした認知症に関する知識と理解であり，また目指すべきことは，認知症と生きる人たち本人に認知症と生きることの真実を学ぶことにほかならない。

果たして私たちに今，認知症というバトンが手渡されたとしたら，私たちは慣れ親しんだ自分の町で自分らしく安心して暮らしていくことができるだろうか。この授業が受講生の一人ひとりが認知症をジブンゴトとして備え，蓄え，考え始める手がかりとなることを切に期待している。そこで本教材では，第１章で認知症を総論的に概観した後，発症前予防から看取りに至る個人のライフヒストリーを中心に，認知症を生きる経験を時系列的に理解できるように章立てを試みた。各章の内容的分類で追うならば，総論：第１章，認知症の理解：第３章，第４章，第５章，第12章，認知症と生活：第２章，第６章，第７章，第８章，人材育成：第11章，第13章，第14章，地域連携：第９章，第10章，第15章と読み進めても良いだろう。放送授業と併せ，本書での学びがジブンゴトとしての認知症を深める経験となることを願っている。

2021年３月
執筆者を代表して
井出　訓

目次

1　現代社会における認知症

井出　訓

《目標＆ポイント》　我が国は65歳以上の高齢者の10人に１人は認知症を有する時代を迎えている。認知症は医学的な定義をもとに診療が進められるが，生活への影響が大きいことから，様々な場面で認知症に関する人々の関心も高まっている。そのような潮流から認知症における社会施策であるオレンジプランも変化してきた。そのあたりを踏まえつつ，認知症についての課題や将来展望を考察する。

１）ジブンゴトとして認知症を捉える視点を学習する。
２）認知症の歴史的な変遷を知ることから今日的課題を理解する。
３）認知症を生きる人と取り巻く社会の状況を学習する。

《キーワード》　認知症の定義，歴史，高齢化社会での認知症との関係，社会施策

1．認知症に向き合う

（1）認知症のイメージ

認知症という言葉から人は何を連想するだろう。多くの場合，記憶がなくなる，会話ができなくなる，場所が分からずに迷子になる，何でもかんでも食べてしまう，車を運転して事故を起こす，などのネガティブなイメージが先行するかもしれない。しかしそれは，認知症という言葉が表す状態のほんの一部分に過ぎない。

認知症を生きる当事者の藤田和子さんは，「認知症と言うと人は記憶障害や見当識障害などの一般的な症状ばかりを想像しがちだが，それだ

けが認知症なわけではない」と言う。「例えば，日々おぼろげな記憶をたどりながら，今日は大丈夫だろうか，うまくやれるだろうかという不安におし潰されそうになりながら，１つ１つのことを，ゆっくりと確かめるように行っていかなければならないこと。また，話をする時も，１つ１つの言葉をゆっくりと紡ぎだしていかなければならないこと。そうしたことも全て認知症という状態がゆえに体験しなければならない状況であり，それは，とてつもなく疲れることであるのにも関わらず，そのことはなかなか分かってもらえず，記憶障害や見当識障害のことばかりを問われてしまう」と言う。

（2）ジブンゴトとしての認知症

認知症は今日，市井においては非常に知名度の高い言葉になったと感じる。それは，多くの人たちが認知症に関心を持ち始めていることの現れであり，歓迎すべきことでもある。しかし，藤田さんのような認知症を生きる当事者の話を聞いていると，私たちは，認知症をどれだけ本当に理解しているのだろうかと考えさせられる。時に，巷に溢れる雑多な情報に踊らされ，受け売りのイメージばかりを先行させてしまうがあまり，認知症を生きることの真の姿を捉える想像力を欠いてしまっているのではないか，と感じることすらある。

この授業のテーマである「認知症と生きる」とは，認知症をジブンゴトとして考えていくことにほかならない。それは，単に自分も認知症になりうるという脅迫めいた前提に立つことばかりではなく，一人ひとりがしっかりと認知症と向き合いつつ，認知症を知り，備え，またともに生きていくことを考えることでもある。それぞれが自らの生き方を見つめつつ，自分は認知症をどう生きるか，認知症とどう生きて行きたいのかを問う歩みの先にしか，認知症に優しい社会の実現はない。それぞれがしっかりと認知症と向き合い，自らの生き方を考え始める歩みを踏み出していくことが必要な時代を迎えている。

2. 認知症の歴史

（１）痴呆から認知症へ

現在の「認知症」という呼称が用いられるようになったのは2004年のことである。それ以前には「痴呆」という言葉が用いられていた。呼称が変更されることになった背景には，痴呆という表現に①侮辱的な意味合いが含まれていること，②病気の実態を正確に表す表現ではないこと，③そのことが早期発見，早期対処などの取り組みの妨げになっていることなど，痴呆という言葉がもたらす問題への指摘があった。すなわち，新たな呼称への変更には，痴呆という言葉に付されてきた負のスティグマを払拭する意図があったと考えられる。また，これからは科学的な医療の対象として，認知症を位置付けて行くことの表明としての狙いもあったかもしれない。厚生労働省のホームページには，単に用語変更の広報を行うだけではなく，併せて「認知症」に対する誤解や偏見の解消などに努める必要があること，さらにこの分野における各般の施策を一層強力かつ総合的に推進していく必要があることなどが記されている。それを表すかのように，呼称変更に際して厚生労働省で開かれていた「『痴呆』に替わる用語に関する検討会」では，関係団体や有識者らのヒヤリングを行ったうえで呼称の候補を選定し，ホームページ上で国民からの意見募集も行うなど，市井の人々の注目を集める試みも行っていた。

今日提供されている様々な認知症に関する施策や，認知症という言葉自体の知名度を鑑みると，その狙いがどこにあったにせよ，呼称変更は認知症が国民全員で取り組むべき社会課題であることの認識を示しつつ，しっかりとした対策を立てていこうとする国の方向性が示された1つの転換点になったと言えるだろう。広く国民の眼前に認知症という新たな用語が提示されたことで，介護や予防などを含めた国民の意識を認知症に向けさせる，そんな一役を果たしたことに間違いはない。

（2）痴呆の始まり

それでは，痴呆という言葉はいつから用いられていたのだろうか。高齢になって呈する認知症様の症状に関しては，新村[1)]の「痴呆老人の歴史」に記されているように，古く近世の時代やそれ以前から様々な書物にその記述が見受けられている。しかしそこに「痴呆」という表現は見当たらない。我が国において痴呆という言葉が初めて使われ始めたのは，明治政府が西洋医術を全面的に採用し始めてからと考えられる。しかし，1872（明治5）年の「医語類聚（るいじゅう）」を見ると分かる通り，その意味合いはParanoia（パラノイア：妄想症）の訳語として用いられている。また19世紀末から20世紀前半の精神医学の分類においては，「早発性痴呆（現在の統合失調症）」や「麻痺性痴呆（梅毒による脳疾患）」という言葉が用いられていたように，痴呆という言葉は脳の病変に伴う器質性の精神障害を表す言葉として用いられていた。すなわち，痴呆という言葉が使われ始めた当初には，認知症という言葉が表す今日的な意味合いは含まれていなかったのである。

（3）痴呆の大衆化

痴呆という言葉が一般大衆に認知されるようになったのには，1つのきっかけがあった。それは，1920～30年代の犯罪報道において，犯罪の被疑者が精神鑑定によって「早発性痴呆」や「麻痺性痴呆」に罹患していたとの新聞報道がなされたことにある。つまり，新聞などの報道を通

1）新村拓「痴呆老人の歴史」法政大学出版局，2003

じて精神障害の分類として用いられていた早発性痴呆や麻痺性痴呆という専門用語の認知が進んだだけでなく，それが犯罪の背景として語られたことで，大衆の恐怖を煽る負のイメージを伴って痴呆という言葉が広がっていったと考えられる。

しかし，早発性痴呆はその後の医学的研究の発展から精神分裂病の概念へと置きかえられ，早発性痴呆という言葉そのものが用いられなくなっていった。また，治療法の発達から麻痺性痴呆の発症者数が減少していったことにより，麻痺性痴呆という言葉も社会的存在感を失っていくこととなった。しかしその一方，早発性痴呆や麻痺性痴呆という言葉が用いられなくなったにも関わらず，大衆に一種の恐怖とともに認知されてしまった痴呆という言葉だけは，負のスティグマを担わされたまま，依然として社会の中に温存され続けていったと考えられる。

（4）老耄（もう）性痴呆に至るまで

では，今日我々が認知症の状態として理解する症状などは，どのように表現されてきたのだろうか。加齢に伴って身体認知機能が低下した状態に関しては，中世や近世の書物の中に「老狂」や「老耄（ろうもう）」といった表現が見受けられている[2)]。先の「医語類聚」を見ると，認知症の訳語として用いられているDementia（ディメンシア）という言葉については，「狂ノ一種」との訳が付されている。また，そのDementia（ディメンシア）という言葉は1886（明治19年）年の「袖珍医学辞彙」では，「痴獣」と訳され，老耄狂の終末期を表す言葉として記されている。この訳語を受けてなのか，1895年に呉秀三が著した「精神病学集要」後編である「老耄狂」の中では，老耄を「蔓延性脳萎縮ヲ付随する精神病」とし，「生命長ク保タバ，患者は失神性痴獣トナリ，不潔，貪食ニシテ進行性精神衰弱及ビ全身運動麻痺ニ陥ル」と，老耄狂を失神性

2）福井俊哉「認知症概念の温故知新」認知神経科学　vol17, No3, 4, 2015, p.159–163

痴獣と表現していることが分かる。また，1902年の「精神病学」においては「老人痴狂・老耄狂」という記述が，さらに1908年に呉秀三の門下生である三宅鉱一と松本高三郎が著した「精神病診断及ビ治療学」においては，「老耄性痴呆」という名の分類として表記されるようになっている。呉秀三は，精神病学の名義の中から癲狂の文字を無くしていく試みを行っており，神経学雑誌（1909年）の「精神病ノ名義ニ就キテ」という論文の中で老耄狂を老耄性痴呆に改めることを提案している。門下生であった三宅らの分類は，呉秀三のこうした提案に沿ったものであったのだろう。こうした状況を見ても，痴呆という言葉によって分類されていたものと，今日的な意味合いにおける認知症に分類されているものとは，同じ精神障害の分類の中にあるものでも異なるものとして捉えられ，表現されていたことが伺える。

しかし，「老耄性痴呆」に対する当時の精神医学の関心はそれほど高くはなく，本格的な研究への着手が遅かったばかりか，しばらくは痴呆全体の概念の中にすら分類もされていなかった[3)]。江戸時代の雑談集である「耳嚢（みみぶくろ）」（1814年）には，老人への教訓の歌が収録されており，その中で老耄は老いの不可逆的な現象であり，逆らわず自然体で接することを諭す歌が謳われている。こうしたように老耄性痴呆は，精神医学において分類はされてはいたものの，一般的にはむしろ加齢による生理的な老衰現象として捉えられる傾向が強かったようである。

今日の社会において認知症と捉えられている状態に関しては，老耄や老耄狂と表現された時代から，精神医学上の専門用語として老耄性痴呆と表現されるように移り変わっていったが，その実においては依然として，老いからの自然な症状と捉える傾向が強く残り，大衆に一種の恐怖とともに認知されていた痴呆という言葉の負のイメージに翻弄されるこ

3）関谷ゆかり「戦前日本社会における<痴呆>概念の分析」2009．ソシオロゴス NO.33

ともなく，老化に伴うごくあたり前な現象として捉えられていたと考えられる。

(5)「恍惚の人」の功罪

老人性痴呆という言葉が，今日的な認知症の意味合いをもって市井の人々に耳慣れたものとして波及し始めたきっかけの１つに，1972年に出版された有吉佐和子の小説「恍惚の人」による影響があるだろう。この小説は，老化に伴って起こる物忘れや徘徊などの呆け症状はあたり前という社会の中で，老人性痴呆を生きることが孕む本人や家族の問題を日の光の下に曝し，家庭の内だけに閉じてしまいがちであった介護などの課題を，解決すべき社会の問題として提起するものであった。しかし有吉の著作は，普通の老いのプロセスとして一般的に捉えられていた状況を，老いの先に待つ惨めで悲惨な状態の老人性痴呆として描き，巻き込まれていく家族の悲劇の物語として語ったことで，老人性痴呆という状態や長生きすることへの恐怖や不安を社会に対して植えつけるという結果をもたらしたと言っても過言ではない。こうした老人性痴呆の恐怖や不安が，かつて犯罪の背景として語られた痴呆という言葉の負のイメージと相まって，社会の中に嫌悪の対象として容易に広まっていったであろうことは想像に難くない。

しかしその一方で，この小説が世に出たことによって，家庭内で介護にあたる家族がその苦労や様々な状況の有りようを胸の内に留めることなく，広く社会に向かって発信するきっかけとなったことも否定できない。何れにせよ，広く国民の間に負のイメージとともに広まってしまった痴呆を取り巻く状況やイメージを，呼称変更によって払拭を試みるまでには，しばらくの時間を有することとなるのである。

3．認知症とは何か

（1）医学的定義

厚生労働省のホームページ[4)]を見ると，認知症とは「生後いったん正常に発達した種々の精神機能が慢性的に減退・消失することで，日常生活・社会生活を営めない状態」であり，後天的原因により生じる知能の障害である点で，知的障害（精神遅滞）とは異なるものである，としている。また，日本神経学会が出している認知症疾患診療ガイドライン[5)]では，「一度正常に発達した認知機能が後天的な脳の障害によって持続的に低下し，日常生活や社会生活に支障をきたすようになった状態」と定義づけている。すなわち，認知症という言葉は疾患を表す名称（疾患名）ではなく，それぞれの定義に説明されるような状態の総称なのである。

認知症が状態を表す言葉であるということは，そうした状態を引き起こす原因が必ずある。それが，アルツハイマー病をはじめとする様々な原因疾患である。時折，認知症とアルツハイマー病の違いを聞かれることがあるが，認知症が状態を表す言葉であり，アルツハイマー病がその状態を引き起こす原因となる疾患であることが分かれば，違いに惑わされることなくアルツハイマー型認知症を理解できるだろう。認知症を引き起こす原因疾患はアルツハイマー病ばかりではなく，様々な疾患がその原因となることが知られている。詳細に関しては第５章に委ねたい。

（2）軽度認知機能障害（MCI）

認知症の医学的定義を見れば，対象者が認知症であるかないかを見極める基準に，ウィルスに感染している・していないといったような明確

4）厚生労働省ホームページ：https://www.mhlw.go.jp/kokoro/speciality/detail_recog.html

5）日本神経学会ホームページ：https://www.neurology-jp.org/guidelinem/degl/sinkei_degl_2010_02.pdf

な指標がないことは明らかである。認知症の診断には，画像データなどから得られた種々の医学的な情報とともに，日常生活における患者の様々な状況や様子を踏まえて判断が下されることとなる。しかし，対象者が「日常生活や社会生活に支障をきたすようになった状態」になっている・いないという判断は，極めて具体的にして流動的，かつ総合的な状況判断を伴うものとなる。そのため，「日常生活や社会生活に支障をきたすようになった状態」に現在はなっていないものの，将来的にその危険率が高いと予測される，いわゆる認知症予備軍と呼ばれるグレーゾーンに属する人々が存在することになる。

認知症の一歩手前にあり，正常な状態と認知症との中間にあるような状態は軽度認知機能障害（MCI：Mild Cognitive Impairment）と呼ばれる。これは，1996年に Peterson らによって定義されたものであるが，①本人や家族から認知機能低下の訴えがあること，②認知機能は正常とは言えないが認知症の診断基準を満たしていないもの，③複雑な日常生活動作に最低限の障害はあるが基本的生活機能は正常であるもの，といった基準がある。現状では日常生活や社会生活に支障をきたしてはいないが，そのままの状態で過ごすならば，半数以上が約５年で認知症に進行すると言われている。

（３）認知症を生きる人

では，そのように定義される認知症を日々生きる人々とは，どのような人々であると言えるだろうか。医学的定義に沿って認知症を生きる人への近接を図ろうとするならば，彼らは何らかの原因により種々の精神機能が後天的に減退・消失したために，日常生活に支障をきたすほどに知的機能の低下した状態を生きる人々である，と解釈できる。しかし，いくら医学的な定義を明確に示したところで，そうした状態を生きることの具体を，当事者ではない他人がリアルに感じ取ることは難しい。当事者でないものにとっては，彼らの言葉に聞きながらできる限りの想像力を働かせて推察することでしか，認知症を生きる人にとっての日常を理解していくことはできないだろう。

（a）心理的状態

ならば，想像力を駆使しながら，認知症を生きる人の視点から認知症の捉えなおしを試みることはできないだろうか。例えば，記憶障害は初期のアルツハイマー患者が示す代表的な症状と言われているが，日々の生活においてこうした障害があれば，自分でしまった大切なものの場所が思い出せなくなることもあるだろう。これは，認知機能の低下から起こる記憶障害のゆえである。しかし，当事者である彼らに起こることは，思い出せないという事実だけでないことは想像に難くない。思い出せないがために，不安を膨らませ，その不安によって不穏となることもあるだろう。また，周りの人たちからの関わりによっては，猜疑心や不満を募らせるかもしれない。つまり，記憶障害に基づく症状だけでなく，そうした症状の現れによって彼らの心がいちいち揺さ振られていることも，彼らが経験しなければならない日常のリアルであると言えるだろう。すなわち認知症とは，種々の精神機能が何らかの原因で後天的に減退・消失するために，日常生活に支障をきたすほどに知的機能が低下することによって引き起こされる様々な症状に伴って，常に心を揺さ振られ反応しながら生きていかなければならない状態であると，彼らの視点から定義することができるのではないだろうか。

（b）社会的状態

彼らの社会的なありようは，どのような状態に置かれていると想像できるだろうか。医学的定義に忠実であれば，彼らの日常が「生活に支障をきたすような状態」でなければ，それがいくら色濃いグレーゾーンであったとしても，認知症ではないと分類されている。つまり，藤田さんのような当事者が語る様々な生活上の困難に対し，関わる側の想像力に富む支援や具体的ケアの提供によって，彼らが生活上に支障をきたすことなく今までと同様な暮らしや生活を維持できるならば，彼らは認知症というレッテルを社会から貼られることなく生きることができるのである。このことは，認知症を生きるうえでの障害が，本人自身の認知機能の低下に起因する障害ばかりではなく，彼らの生活上の困難や苦悩に対する適切なケアサービスや支援が未だ十分に行き届いていない社会環境にもあることを示唆している。すなわち，サービスや支援の不十分さゆえに生活上で支障をきたしてしまうことによって，認知症という社会的な負のレッテルを貼られる状態に甘んじなければならないことこそが，彼らが生きるうえでの障害になっていると言えるのではないか。また認知症を，認知症を生きる当事者側だけの問題に押し込め，対岸でレッテル貼りに終始する社会の側にこそ，彼らとともに歩むうえでの密なる関係性を構築していこうとするアプローチの欠如があるのではないか。それらは，認知症を生きるうえでの社会的障害と考えられるだろう。

そこに適切な関わり，適切なケアがあり，それによって何ら支障のない暮らしを送ることが可能になるのであれば，彼らは認知症という線引きによってこちら側やあちら側と振り回されることなく，彼ら自身としての在りようのままの人生を歩むことができるはずである。当事者の視点から今日の認知症を想像してみるならば，認知症は，何らかの原因で種々の精神機能が後天的に減退・消失するために起きる知的機能の低下を補う適切で十分な社会的支援やケアが得られないがために，日常生活を営むうえでの社会的障害に阻まれて支障をきたし，それゆえに社会的弱者という負のレッテルを貼られている状態，であるとこんな風に定義できないだろうか。

(4) 認知症を取り巻く人

認知症がどのように定義されようと，人がある状態を生きるということは，その状態を生きる当事者一人の世界で完結することではない。例えば，認知症を生きる人の家族や介護者も，当事者とともに認知症を生きることとなる。また在宅での暮らしを続けるならば，地域の人たちとともに認知症を生きることが必要となる。さらに何らかのサービスや支援を受けるならば，様々な人との関わりの中で認知症を生きることの実現を目指していくことが必要になる。いかなる状態を生きるにせよ，人が社会の中で生きていかなければならない以上，他者との関係性無くして生きることができる人は一人もいないのである。それは，認知症を生きることが，認知症という状態と診断された人の側だけで考えるべき個人的課題なのではなく，生きるうえで関係をもつ全ての者との相互の関係性の中で問われるべき社会課題であることを示していると言えないだろうか。認知症を生きる人を取り巻いているのは，人が生きる社会を構成する全ての人，一人ひとりなのである。

4. 数字で見る認知症

(1) 認知症の割合と格差

平成29年度版高齢社会白書を見ると，2012年における65歳以上の認知症高齢者数は462万人であり，高齢者約７人に１人（有病率15%）が認知症であることが示されている。こうした数値は，2025年には675～730万人へと増加し，65歳以上高齢者の約５人に１人が認知症という時代がやって来るとの推計がなされている。認知症の種類としては，認知症全体の65.8%がアルツハイマー型認知症とされており，ついで脳血管性認知症が17.9%と多く，レビー小体型認知症が4.1%，前頭側頭型認知症が0.9%と報告されている[6)]。わが国では1990年ごろまで脳血管性認知症

6) 朝田隆「老年精神医学入門」日本精神神経学会誌，2013，115(1)，p.84-89

が最も多いとされてきたが，その後アルツハイマー型認知症に取って変わられている。アルツハイマー型認知症の発症に関しては，ホルモンの関係などから女性の方が男性よりも発症リスクが高いとの報告[7]や，脳血管性認知症では男性に発症が多いとの報告[8]もあり，認知症の性差に関しての指摘もなされている。地域差に関する研究はそれほど多くないものの，鈴木ら[9]の報告では愛媛，香川，東京で認知症の患者率が高く，最多の愛媛と最少の千葉とでは約３倍の開きがあることが示されている。地域差が生じる理由に関しては，その地域における生活習慣や嗜好，慣習などの影響が指摘されており，地域に根ざした個別的対応の必要性が示唆されている。

（２）高齢化社会と認知症

平成28（2016）年における我が国の総人口は，１億2693万人である。そのうち65歳以上高齢者の人口は3459万人と，高齢者の総人口に占める割合（高齢化率）は27.3％，約４人に１人以上が高齢者であることが報告されている[10]。一方，朝田らの報告によると，年齢階級別に見た認知症の有病率は65–69歳で2.9％，70–74歳で4.1％，75–79歳で13.6％，80–84歳で21.8％，85–89歳で41.4％，90–94歳では61.0％と，年齢が進むに伴って認知症を有している人の数が増えていることが分かる（図１–１）。我が国の高齢化傾向は今後もしばらく持続することが予想されており，高齢化に伴う認知症を生きる人たちの増加が懸念されている。

高齢社会における認知症の問題は，介護に関する状況と切り離して考えることはできない。平成30年版高齢社会白書では，65歳以上で要支援

7）熊谷亮，一宮洋介「認知症と性差」医学のあゆみ，260(7)，p.619–623
8）公益財団法人長寿科学振興財団ホームページ：https://www.tyojyu.or.jp/net/byouki/ninchishou/nou-kekkansei.html
9）鈴木孝弘，田辺和俊，中川晋一「都道府県別の高齢者認知症患者率の推定とその要因分析」東洋大学紀要，2018，62，69–82
10）平成29年度版高齢社会白書：https://www8.cao.go.jp/kourei/whitepaper/w-2017/html/zenbun/s1_1_1.html

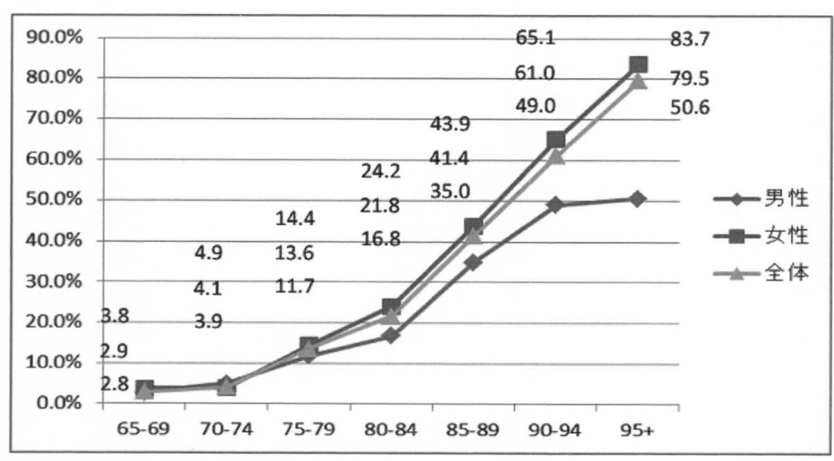

厚生労働科学研究費補助金　認知症対策総合研究事業
「都市部における認知症有病率と認知症の生活機能障害への対応」(平成21～24)
総合研究報告書より、認知症・虐待防止対策推進室にて数字を加筆
研究代表者　朝田隆(筑波大学医学医療系)

図１－１　年齢階級別の認知症有病率

首相官邸 HP，認知症施策推進関係閣僚会議（第２回：平成31年３月29日資料１，p.2）
https://www.kantei.go.jp/jp/singi/ninchisho_kaigi/yusikisha_dai2/siryou1.pdf

または要介護の認定を受けた者の数は606. 8万人（平成27年度末）であり，年々増加傾向にあることが示されている。その中で，介護が必要となった主な原因に関しては，女性では20. 5%，男性では15. 2%，総数で18. 7%が認知症であることが報告されている。身体的な状況とともに，認知症が少なからず介護を必要とする原因となっていることが分かる。

（３）若年性認知症

認知症は，高齢者ばかりの問題ではない。原因疾患などに関係なく，年齢的な区分として65歳未満で発症した認知症の総称を若年性認知症と言うが，若くして認知症と診断を受ける人の存在が少なからずあることも以前から知られていた。平成21年に厚生労働省が発表した「若年性認知症の実態と対応の基盤整備に関する研究[11]」結果では，全国における若年認知症患者数は3.78万人であり，推定発症年齢の平均は51.3歳，18–64歳人口における人口10万人あたりの患者数は47.4人との報告がなされている。その後，全国規模での調査結果は未だ公表されていない状況（令和１年８月現在）であるが，近年の認知症に対する認識や診断技術などの向上により，患者数は以前より増加傾向にあることが予測される。

若年認知症の場合，その発症が働き盛りの世代であり，家庭や社会での役割を担っていることが多く，経済的な問題や子供達に与える心理的影響，また親の介護との重複といった高齢者の認知症とは異なる課題があることも指摘されている。

5. 認知症に関する施策

（1）創世期

1960年代以降に起きた我が国の急速な医学の発展は，経管経腸栄養法や中心静脈高カロリー輸液法の開発，衛生環境の改善や生活水準の向上などにより，高齢者の死亡率を飛躍的に低下させていった。しかしその一方，寝たきり状態の長期化や介護の問題を社会的に顕在化させることにもつながっていった。そうした状況の中，1968年に全国社会福祉協議会が初めて「居宅寝たきり老人実態調査」を行っている。その後，先に記した有吉佐和子の「恍惚の人」が1972年に世に出されるわけだが，それまでの認知症は，こうした寝たきり老人を対象とする高齢者対策の中で一括りに扱われる現状があった。

11）厚生労働省ホームページ　https://www.mhlw.go.jp/houdou/2009/03/h0319-2.html

（2）老人福祉法での処遇

認知症を生きる人に対する施策は，1963年に制定された老人福祉法から振り返ることができる。この老人福祉法には，介護の機能をもたない「養護老人ホーム」と「軽費老人ホーム」，介護機能を有する「特別養護老人ホーム（特養）」とが体系化されていた。しかし，当時の特養は身体介護が中心であったため，周囲に迷惑行為などで影響を与えうる重度の認知症高齢者などの受け入れに関しては，各施設にその判断が委ねられていた。新福ら[12]は，1969年に全国745カ所の老人ホームに入居する認知症の人の調査を行っているが，特別養護老人ホームに41.0％，養護老人ホームに6.1％の認知症の人が認められたことが記されており，受け入れ判断が各施設に委ねられてはいたものの，特養においては既に4割を超えて認知症と生きる人たちを抱えていたことが分かる。しかし，ケアの理念も方法論もない中で，周囲への迷惑と対応の難しい新規の認知症高齢者をあえて受け入れる余裕は，当時の特養にはなかったと推測される。結果，認知症は精神疾患であり医療の対象であって，福祉の対象ではないという判断から，特別養護老人ホームでの積極的な受け入れが行われず，「恍惚の人」に描かれたように，老人病院や精神病院などが認知症の人の受け皿となっていたのである。

（3）認知症施策の動き出し

認知症に関連する様々な動きが活発になっていったのは，1980年代に入ってからと言える。まず，1980年に認知症の家族会が発足し，1982年には老人保健法が制定されている。さらに同年，中島[13]による「家族の会」会員934名を対象とした実態調査が行われ，認知症の人を取り巻く様々な状況が明らかになっていくとともに，必要とされるに制度，施策

12）新福尚武「Ⅳ老人の精神病」金子仁郎，新福尚武編「講座　日本の老人像第1巻　老人の精神医学と心理学」垣内出版　1972

13）中島紀恵子「痴呆性（ぼけ）老人を抱える家族の会全国実態調査」保健婦雑誌，38(12)，962-994，1982

的準備への機が熟し始めていった。そして1984年には，全ての特別養護老人ホームにおいて認知症の人を積極的に受け入れられるような体制を強化するべく，施設職員を対象とした痴呆性老人処遇技術研修が実施されることとなり，必要な施設の整備が全ての都道府県・政令市で進められていったのである。そうした中，1986年に厚生省内に「痴呆性老人対策推進本部」が設置されることとなり，国が本格的に認知症対策へと乗り出していくことになった。

この対策推進本部では，全国的な認知症の人の出現率推定調査，痴呆という呼び名の整理，そして具体的な認知症対策の検討という主なる４つの事業が進められた。その後，1987年には老人保健法の改正により「老人保健施設」が制度化され，認知症の人の入所先としての選択肢が広がることとなった。また，1992年には認知症の人を対象とした小規模デイサービスがスタートし，1997年には，1980年代後半から「宅老所」や「グループホーム」として日本全国で試行されてきた動きが，「痴呆性老人共同生活援助事業」として制度化されるに至っている。そして1980～90年代と，様々な試行錯誤の中で積み上げられてきた認知症を生きる人への政策は，2000年に実施開始された「介護保険法」によって，サービスの質，内容，しくみ，ともにより充実したものへと変化を遂げることとなったのである。

（４）オレンジプランから新オレンジプラン

2011年，厚生労働省に新たに認知症施策検討プロジェクトチームが組成された。これは，認知症を生きる人たちが，医療，介護などの支援を受けながら地域で安心して生活を継続していくための支援の在り方を明確にし，より実効力のある施策を講じていくことを目指して設置されたものであった。そして2012年，このプロジェクトチームにより「今後の認知症施策の方向性について」という報告書がまとめられた。これは,「認知症の人は,精神科病院や施設を利用せざるを得ない」という考えを改め,「認知症になっても本人の意思が尊重され,できる限り住み慣れた地域の良い環境で暮らし続けることができる社会」の実現を目指すための取り組みをまとめたものであり,翌2013年にはこの報告書に基づいて通称オレンジプランと呼ばれる「認知症施策推進５か年計画」が発表された。オレンジプランでは,①標準的な認知症ケアパスの作成・普及,②早期診断・早期対応,③地域での生活を支える医療サービスの構築,④地域での生活を支える介護サービスの構築,⑤地域での日常生活・家族の支援の強化,⑥若年性認知症施策の強化,⑦医療・介護サービスを担う人材の育成,という７項目に基づく計画が立てられた。そして2015年,オレンジプランは「認知症高齢者等にやさしい地域づくりに向けて」というタイトルとともに出された認知症施策推進総合戦略（通称新オレンジプラン）へと引き継がれ,新たな７つの柱に基づく戦略が立てられるに至った。その戦略とは,①認知症への理解を深めるための普及・啓発の推進,②認知症の容態に応じた適時・適切な医療・介護などの提供,③若年性認知症施策の強化,④認知症の人の介護者への支援,⑤認知症の人を含む高齢者にやさしい地域づくりの推進,⑥認知症の予防法,診断法,治療法,リハビリテーションモデル,介護モデル等の研究開発及びその成果の普及の推進,⑦認知症の人やその家族の視点の重視である。

（５）認知症施策推進大綱

2019年,認知症施策推進関係閣僚会議において認知症施策推進大綱がまとめられた。新オレンジプランは2025年までをその対象期間としているが,世界で最も速いスピードで高齢化が進む我が国の社会的な取り組みモデルを，積極的に諸外国に発信するとともに，認知症を生きる人が可能な限り地域で自分らしく暮らし続けられる社会の実現を目指していくため，新たに施策推進の方向性を示したものである。

大綱の基本的な考え方には，「認知症の発症を遅らせ，認知症になっても希望を持って日常生活を過ごせる社会を目指し認知症の人や家族の視点を重視しながら『共生』と『予防』を車の両輪として施策を推進」していくことが明記された。また，具体的な施策としては，①普及啓発・貧人発信支援，②予防，③医療・ケア・介護サービス・介護者への支援，④認知症バリアフリーの推進・若年性認知症の人への支援・社会参加支援，⑤研究開発・産業促進・国際展開の５つが示されている（図１−２）。

6. 今日の認知症―その展望と課題

（1）近年の認知症を取り巻く状況

2004年行われた認知症への呼称変更に続き，「認知症を知り地域を作る10カ年」構想が翌2005年から始まった。その中で，認知症の人と家族への応援者として養成され始めた認知症サポーター（第14章参照）は，当初の100万人という目標数値をはるかに超え，令和１年現在で，全国で1000万人を超える数が報告されるまでになっている。また国は，認知症が当事者や家族・介護者だけが抱える問題ではなく，誰もが地域で取り組むべき社会課題であり，認知症フレンドリーな社会を構築していくことの必要性を施策として明示するようになった。そうした中，当事者団体である日本認知症ワーキンググループが2017年に設立され，「認知症とともに生きる希望宣言」など，様々な場所で認知症を生きる本人の声を発信し始めている。また2017年から認知症関係当事者・支援者連絡

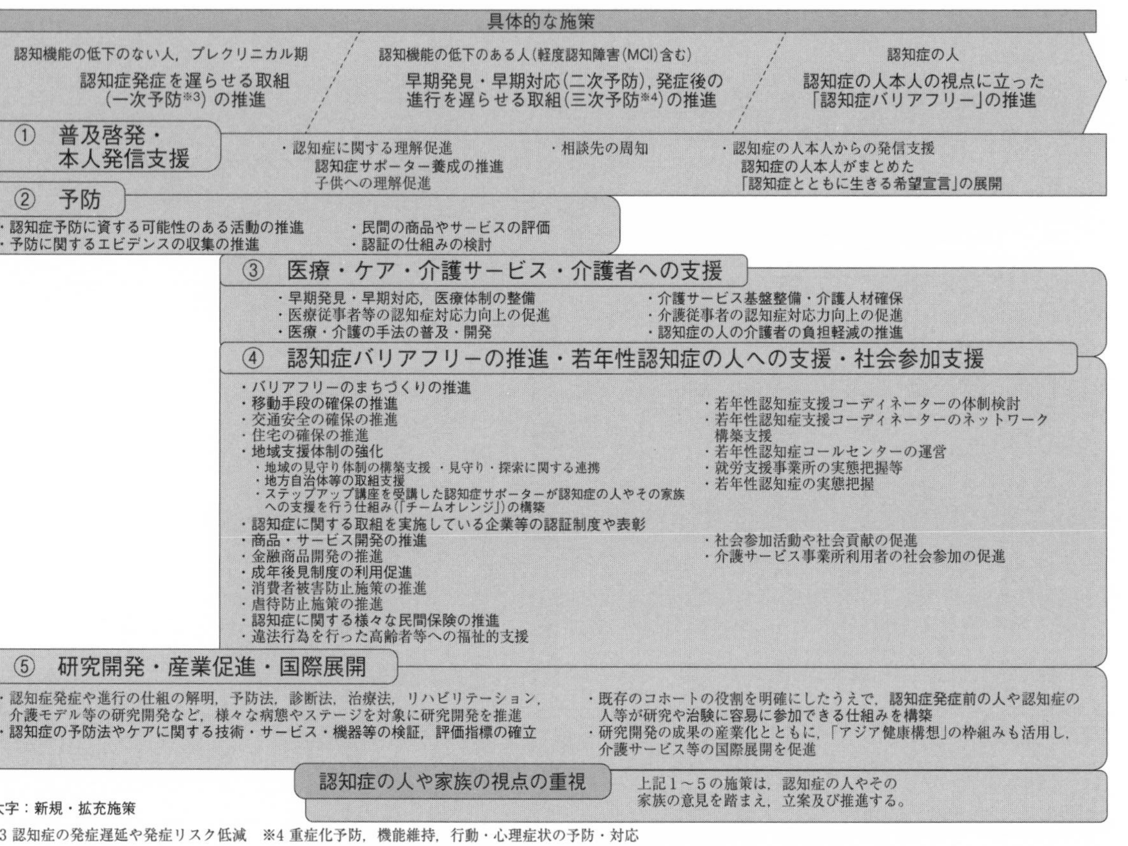

図1-2　厚生労働省ホームページ，認知症施策推進大綱について
https://www.mhlw.go.jp/content/000519053.pdf より改変

会議が，さらに2019年には認知症官民協議会が設立され，社会的な啓蒙活動や官民の連携による認知症バリアフリーの取り組みなども進められている。認知症を取り巻く今日の様々な状況を鑑みる時，有吉佐和子が「恍惚の人」を描いた時代と比較するならば，確かに介護保険をはじめとしたケアサービスの充実や薬剤の開発，国としての施策の明示や当事者団体の設立などなど，その状況は明らかに良い状況になって来ている。

(2) 認知症を取り巻く不安

しかしその一方，社会全体から認知症を眺める時，判断力の低下した人に詐欺まがいのセールスを行ったり，高額なリフォームなどの契約を取り交わしたりといったトラブル，また施設や在宅における耳を塞ぎたくなるような虐待のニュースなどは依然として後を絶たない。また，各地域で養成された認知症サポーターの数は増えているが，それだけで認知症フレンドリーな社会が自動的にでき上がるわけではない現実を直視すれば，社会的な啓蒙活動が続けられてはいるが，認知症に付されたスティグマが払拭され，認知症を生きる人が搾取や虐待の対象とされない社会の実現がそれほど現実味を帯びて実感できない現状を楽観視する社会風潮を否定できない。「恍惚の人」が描かれた時代から，認知症フレンドリーな社会の実現に向けた地域住民の意識はどれほどに変わってきたのだろうか。また，それを具体的に実感できるほどの社会的変化を地域に暮らす一人ひとりはどれほどに得ているだろうか。

(3) 認知症と取り巻く社会

2013年，ロンドンでG8認知症サミットが開催されたが，この背景には世界的に膨らみゆく認知症人口による社会経済的費用への不安があった。2014年におけるわが国の試算では，14.5兆円の費用がかかることが予測されている。そのため，オレンジプランや施策推進大綱に示されるように，国は認知症フレンドリーな社会構築の必要性を謳う中で，認知症予防へと施策におけるその軸足を移してきた。しかし，呼応するように市井で語られる認知症は，「いかにすれば認知症にならずに済むのか」という，認知症にならないための予防ばかりが強調される傾向が強くなり始めていると感じる。さらに認知症は今や，売れる商品として世を席巻し，ならないための指南本やサプリメンと，健康グッズや食材などなど，下手をすれば認知症に対する嫌悪感を煽るかのように，消費社会のプロパガンダが垂れ流されているようにも感じる。こうした状況を，認知症になったら終わりなのかと，認知症を生きる当事者の人々が憂うことももっともなことだろう。ワーキンググループが出した「認知症とともに生きる希望宣言」は，認知症にならないことばかりが注目されることへの警鐘と理解することもできる。私たちが歩むべき方向は，なろうがなるまいが生きることを見つめることであり，それは施策推進大綱にも記されている「予防」と「共生」のバランスであることを見誤ってはいけない。

（4）認知症を生きる人との共生

日本認知症ワーキンググループに代表される当事者の団体は，その発言力から大いに注目を集めていることは間違いない。それは，認知症と生きる当事者の生の声として，彼らが求めるニーズを明らかにしてくれている。その意味において，彼らの「認知症とともに生きる希望宣言」は，新たに認知症に診断される人たちに希望と勇気を与えるものであると言えるだろう。しかし，生きる権利や希望が語られる一方で，死にゆく時の尊厳も同時に語られていくことの大切さが見失われてはならないとも感じる。認知症を生きる人たちとは，表舞台に立って声を上げることができる人たちばかりではなく，その最後の時を含めて，それぞれの認知症の今を生きる人たち全てのことである。それゆえ，生きることに向けた希望宣言が，その最後の時をも含めた生の全てを包含する希望宣言であることを忘れてはならない。それはすなわち，その生の最後まで，彼らの隣人として寄り添う覚悟が私たちにあるのかという，彼らからの問いかけであるとも感じる。認知症フレンドリーという言葉は，社会に生きる一人ひとりがともに生きるその覚悟を自覚するための言葉とも言える。認知症と生きる人との共生に向けた歩み出しは，まだまだ始まったばかりと言えるだろう。

研究課題

1．認知症をジブンゴトとして捉えるとはどういうことか考えてみよう。
2．認知症の歴史的な変遷を整理しておこう。
3．認知症を生きる人に対する施策の移り変わりを確認しよう。
4．自身が感じている認知症の課題があれば整理してみよう。

引用文献

1. 新村拓「痴呆老人の歴史」法政大学出版局，2003
2. 福井俊哉「認知症概念の温故知新」認知神経科学　vol.17，No.3，4，2015，p.159-163
3. 関谷ゆかり「戦前日本社会における<痴呆>概念の分析」2009．ソシオロゴ NO.33
4. 厚生労働省ホームページ：https ://www.mhlw.go.jp/kokoro/speciality/detail_recog.html
5. 日本神経学会ホームページ：https://www.neurology-jp.org/guidelinem/degl/sinkei_degl_2010_02.pdf
6. 朝田隆「老年精神医学入門」日本精神神経学会誌，2013，115(1)，p.84-89
7. 熊谷亮，一宮洋介「認知症と性差」医学のあゆみ，260(7)，p.619-623
8. 公益財団法人長寿科学振興財団ホームページ：https ://www.tyojyu.or.jp/net/byouki/ninchishou/nou-kekkansei.html
9. 鈴木孝弘，田辺和俊，中川晋一「都道府県別の高齢者認知症患者率の推定とその要因分析」東洋大学紀要，2018，62，69-82
10. 平成29年度版高齢社会白書：https ://www8.cao.go.jp/kourei/whitepaper/w-2017/html/zenbun/s1_1_1.html
11. 厚生労働省ホームページ：https://www.mhlw.go.jp/houdou/2009/03/h0319-2.html
12. 新福尚武「Ⅳ老人の精神病」金子仁郎，新福尚武編「講座　日本の老人像第１巻老人の精神医学と心理学」垣内出版　1972
13. 中島紀惠子「痴呆性（ぼけ）老人を抱える家族の会全国実態調査」保健婦雑誌，38(12)，962-994，1982

2 認知症の人のライフヒストリーと地域包括ケアシステム

山川　みやえ

《目標＆ポイント》 認知症の人のライフヒストリーについて，発症前の生活から発症後どのように変化したのかについて事例を通して概観し，社会の問題になってしまった認知症への関わり方，地域包括ケアシステムの重要性を述べる。

《キーワード》 地域包括ケアシステム，ライフヒストリー

1．社会の病気になってしまった認知症

「認知症」という病気を知らない者はいないくらいありふれたものになっている。2019年にまとめられた認知症施策推進大綱（厚生労働省，2019）の中で，「認知症はだれもがなりうるものであり，家族や身近な人が認知症になることなどを含め，多くの人にとって身近なものとなっている。認知症の発症を遅らせ，認知症になっても希望をもって日常生活を過ごせる社会を目指し，認知症の人や家族の視点を重視しながら，共生（認知症の人が，尊厳と希望をもって認知症とともに生きる，また，認知症があってもなくても同じ社会でともに生きること）と予防（認知症になるのを遅らせる，あるいは，認知症になっても進行を緩やかにすること）を車の両輪として施策を推進していく。」とある。

認知症施策推進大綱が出された背景には，認知症の人は何も分からないというステレオタイプによって差別的な対応を受けてきたり，認知症の介護負担が大きく，家族の疲労や，社会的に孤立しての介護殺人など

の疾患の特徴以上に，ネガティブな結末ばかりがマスメディアによって流布されてしまったりして，良くないイメージがついてしまったことがある。このように「社会の病気」となってしまった認知症をニュートラルに考え，認知症の人もそうでない人も同じように安心して生きられるようにするということが，専門職にとって必要なミッションと言える。

2. 認知症疾患から考える病気の捉え方

「認知症」とは，一度発達した知能が，脳の部位が変化することにより，広い範囲で継続的に低下した状態であると定義づけられる（大熊輝雄 「現代臨床精神医学」 2013年金原出版より著者改変）ように，それ自体は疾患名ではなく，「頭痛」などと同じく「状態」を示す言葉である。そのため，「認知症」になる疾患がある。脳の器質的な要因によって引き起こされる認知症の捉え方について改めて考えたい。第13章にも詳しく掲載しているが，パーソン・センタード・ケアの考え方より，認知症のある人の状態は，周りの環境によって左右されることが分かっている（キットウッド，2005)。そのため周りにいる者が「認知症」をどのように捉えているかということは本当に重要だ。

病気や怪我が一回もないという人はほとんどいないだろう。その障害の大きさは人それぞれであるが，自分は風邪を引いたからもう絶望的だという人は少ないだろう。人によっては，風邪になったために日常生活で支障をきたしたという人がいるかもしれないが，一般に急性の病気やそのうち治ると分かっている病気の場合は，悲劇的な顛末になることは少ない。これが慢性の病気の場合はどうだろうか。治ることはないと分かっている場合は，その病気とうまく付き合っていくことが重要である。例えば，慢性の病気の代表的なものに本態性高血圧症がある。これは根本的に治すことは難しい。しかし，その原因となっている高血圧状態をうまくコントロールすれば，症状が悪くなることをある程度抑えられることが分かっている。

では，認知症疾患で，特に進行性の神経疾患であるアルツハイマー型認知症に代表される進行性の病気の場合はどのようにすれば良いだろうか。今は何も問題はないが，徐々に症状が出てきて，自分でできることが徐々に減っていき，その内介護が必要な状態になり，意思疎通も難しくなりうると言われたら，人はどうするだろうか。

3. 診断をつける意味

病気をどう捉えるかは人それぞれである。風邪だから苦しくなく，認知症だから苦しいということではない。病気は時として日常生活に大きな影響をもたらすので，どのくらいのインパクトがあるかは人それぞれである。病気には様々な特徴があるものの，いろいろな病気を考える時に，病気から考えるのではなく，その病気をもっている人の生活を中心にして，病気が悪影響を及ぼす場合ならなぜなのかを考えなくてはいけない。一方で，病気になったことで良かったこともあったと言っている人もいるのである（Yamakawa & Makimoto，2008）。

病気になったことは決して良いこととは言えない。しかしながら，自分自身の生活を見直したり，家族や社会との関係を見直したり，周りの人との関係性に感謝したりするという前向きなこともある。それこそが，病気とともに生きる意味だとも言える。

では，「認知症」と言われた人にとって，良いこととは何か。認知症のケアに携わるものとしては，認知症とともに生きる人がよりよく生きるために，時に背中を押し，病気によって生じる生活上の不具合を，病気の特徴を捉えて環境を整えたり，関わり方を工夫したりしてサポートしていくしかない。

4.「認知症」の人のライフヒストリー

一般的に進行性で根本的治療法のない病気になった場合，徐々に進行して生じる新しい困難にどのように向き合うのか，支援者や本人がある程度予測しながら，生活支援の準備をしていくことで少しでも本人や家族の不安が軽減できる。認知症は発病してから，知能が少しずつ低下していくため，何かしようと思ってもどうしたら良いのか分からない，道具の使い方が分からない，さっき言われたことを思い出せない，言葉がうまく出てこない，など様々な症状が出てくる。それに伴い，生活もうまくいかなくなることが増えてくる。できなくなることが徐々に増えていくという恐怖は計り知れず，気分も落ち込みがちになることが予想できる。また，憶えていないことをしなければいけない場面に遭遇したり，周囲の状況を理解できないまま別の場所に連れてこられたり，と自分の中で混乱してしまい，例えば，なぜデイサービスにいかなければいけないのか，自分は仕事にいかなくてはいけないのにということになると，必死に抵抗したりすることもある。こういう状況は，認知症の本人にとっては当然の対応であるが，周りからは，興奮している，抵抗が激しいなどと言われてしまう。本人と周りの間にどうしようもない隔たりができてしまうことが多い。

では，どのようなサポートがあるのか，日本には介護保険制度がある（第９章参照）。そこでの生活支援をフォーマルサポートと言い，そうでないものをインフォーマルサポートと言う。インフォーマルサポートの代表的なものに家族会や様々なNPO団体などによるサポートがある。そのような団体や組織でなくても，職場の同僚や友人など様々なインフォーマルサポートを活用できるようにしておくことも重要だ。

図２−１は，年齢の経過に沿って変化する社会的生産性，知能，身体

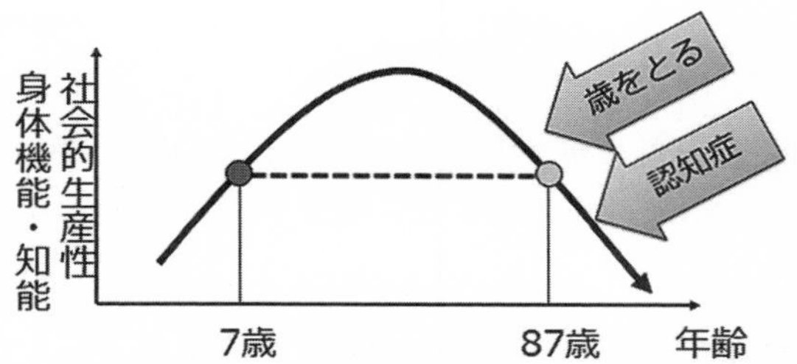

図２−１　年齢とともに変化する社会的生産性，知能，身体機能の変化

機能のレベルの推移を示したものである。例えば，社会的生産性が同じレベルの７歳と87歳の人への関わりを考えよう。一見同じレベルであるが，状況がまったく異なる。７歳の場合，これから伸びていく状況であるが，87歳では，既にピークを体験した後で，人生のまとめに入っていく状況で徐々に様々なことが低下していく。加齢をどのように受け止めるのか，社会との関係性などの変化も考えると，７歳の子供と一緒の関わりでは不十分である。ここにさらに認知症疾患になった場合，認知症疾患がない時に比べると，様々な機能が低下するスピードが早かったりすることもあり，本人の戸惑いや苦痛は容易に分かるだろう。重要なことは，そういう背景を個々人でもっているということを考慮することである。認知症ケアで最も大事なことは，本人の良い状態（well-being）をどのようにしてつくるかということであるから，背景の情報やこれまでの経過をきちんと捉えることが重要である。

同じ理由で，50代や他の年代で認知症になった場合もそうである。50代と言えば最も労働生産性が高い時だ。そんな時に認知機能が落ちてきたら，まず仕事はどうなるのかという問題が起こる。介護者や家族は常に相手の背景やこの先の見通しも含めて考えていく必要がある。

5. 発症から死ぬまでの経過

意外と認知症の人たちが，どのような経過をたどるか知らない人もいるだろう。表2−1にアルツハイマー型認知症の人の大体の経過と特徴をまとめた。

行動・精神症状などの出現や認知症の症状が急に悪化した場合には，他の疾患との合併や持病の悪化，薬の副作用，生活環境の大きな変化，精神的ストレスなどの原因が関与することがある。

初期では，日常生活に支障がないので，ケアの面からは，どうしても軽視されがちである。しかし，初期だからこそ大切なケアがあることを強調したい。それは，患者が「自分はこれからどうなっていくのだろう」という不安感や絶望感に駆られているので，精神的ケアが最も必要な時期であるとも言える。家族も混乱している中で，自分の生い立ち，価値観，希望などを語ることができるので，保護者はしっかりと聴き，受け止めることが大切である。この初期の周りの重要人物との関係性の深まりが，最期までその人の意思を尊重したケアへとつながっていくので，非常に重要である。

6. 地域包括ケアシステム

地域包括ケアシステムとは，厚生労働省の定義によると「2025年を目途に，尊厳の保持と自立生活の支援の目的のもとで，可能な限り住み慣れた地域で，自分らしい暮らしを人生の最期まで続けることができるよう，地域の包括的な支援・サービス提供体制（地域包括ケアシステム）の構築を推進する」とされている（厚生労働省ホームページ，地域包括ケアシステムより引用）。公的には地域包括支援センターが主に実務を担当する。市町村から委託を受けて民間の組織が運営している場合もあ

表２−１　アルツハイマー型認知症高齢者の経過例

○発症

仕事など高度な判断や理解力などを要する作業で支障が現れ始めますので，異変に最も早く気づくのは，多くの場合，本人ですが，「まさか自分が」という葛藤を抱えながら，なるべく隠そうとします。しかし，徐々に隠し切れなくなり，職場の人や家族等周囲からみても変化が明らかになります。

○診断

「認知症」と言うのは，熱や咳があるというのと同じく症状名なので，その原因疾患の診断が，まず必要となります。アルツハイマー型認知症やレビー小体型認知症などの神経の変性疾患では，根治が望めないものの，中には手術等で治るものや遅らせる方法もあります。何よりも，本人や家族がこれからの暮らしの備えを行うことやケア体制を構築するうえで重要であり，本人と家族，ケアスタッフがともに次のステージを歩むための第一歩なのです。

…介護保険サービス導入…

○初期

仕事のミスが目立ち，就労が難しくなります。日常生活でも薬の飲み忘れやゴミ出しの日を間違えたり，複雑な家事や整理整頓，金銭管理ができにくくなります。しかし，声かけなどちょっとした援助があれば大体のことはできます。身の回りのことは自力でできますし，行き慣れたところであれば一人で外出もできます。

○中期

記憶障害が目立ち，置き場所を忘れて探し回る，日に何度も同じことを尋ねたり話したりします。慣れた場所でも迷うので一人で外出ができなくなります。そして，今までできていた日常生活行為が，徐々にできなくなり，排泄，入浴，身だしなみなどの身辺管理にも介助が必要になります。できることも周りの人がしてしまいがちですが，料理であれば「切る」「皮をむく」「炒める」といった１つの工程や以前からしてきた身体で覚えたことは，できたりします。

○終末期

直前のことも忘れてしまい，自分のいる場所や近親者の識別もできなくなります。言葉の理解もできなくなり，滅裂な言葉しか発しなくなります。けいれん発作が起こる場合もあります。失禁や摂食・嚥下障害により，食事や洗面，入浴，更衣などに多大な介助を要します。最期は，言葉もなくなり，歩行もできなくなり，寝たきりになります。誤嚥性肺炎を繰り返すようになり，尿路感染症，敗血症，褥瘡，発熱などの身体合併症も発症しますので，胃ろうなどの経管栄養を行うのか，合併症に対する治療をどこまで行うのかという問題も生じます。何れにせよ，快・不快などを感じ取ることは，保たれていますので，緩和ケアが最も優先されます。

山川みやえ，繁信和恵編：認知症：本人と家族の生活基盤を固める多職種連携より著者変更

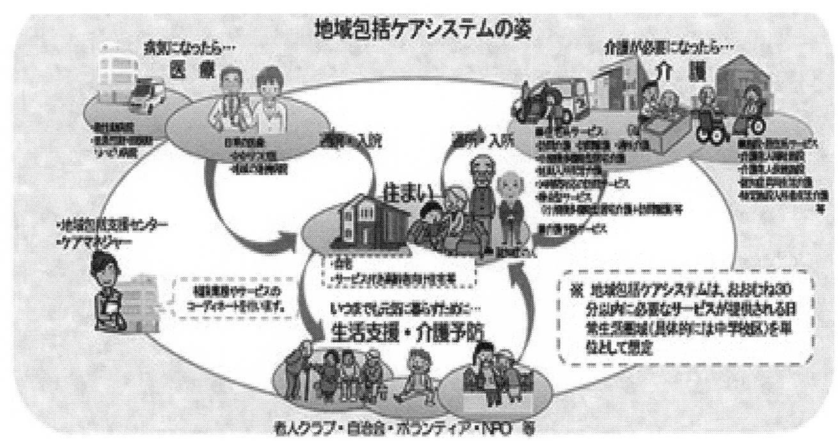

図2-2　地域包括ケアシステムの概要のイメージ
（地域包括ケア研究会報告書平成28年３月より抜粋）

る。地域包括ケアシステムの詳しい説明は，厚生労働省のホームページに書いてあるのでここでは省くが，要するに地域包括ケアシステムとは，病気や障害，経済の問題，家族の問題などの個人的な問題を抱えていても，いろいろな制度（医療，介護など）や民間のサポートシステムを使って患者が自分の思うような生活をできるようにするという（図２-２），頼りになるシステムのことである。私たちが直面している課題は，高齢化の象徴である認知症に対しても，地域包括ケアシステムの構築が可能なのかということである。地域包括ケアシステムは認知症だけではなく，地域に住んでいる人全員を対象にしている。しかし，本章の冒頭で述べたように，社会の病気になっている認知症でこのシステムの有効性を検証するのは，非常にチャレンジングである。逆に認知症で可能であれば，他のあらゆる病気や障害をもっている人にも応用可能だと言える。

7.「認知症」と言われた人たちの診断後のライフヒストリーの悲劇

「認知症になっても自分の望んだ場所で，最後まで暮らす」という合言葉がでてきたもう１つの理由について考えてみたい。2015年頃より，認知症と診断された人たちが，「社会の病気」となってしまった認知症のイメージと実際の生活が違っているということで，声を上げ始めた。あちこちで当事者の声を聴く試みが実施され講演会などが多数催されている。常に対象者の声を聴くというのは，医療でも福祉でも，どのような時でも大事な視点である。認知症の場合は，継続的に認知機能が低下していくことに伴い，生活上に支障が出てくるので，一緒に生活している家族や友人などの支援者も広く当事者であると捉えたほうが良い。「人は一人では生きていけないということを思い知った」という，あるアルツハイマー型認知症の人が教えてくれた言葉を思い出す。

しかし，当事者の声を聴くというのは，認知症に限らず，支援者には少し怖いことだと思っている。まして，先に言ったように認知症は「社会の病気」であるので，自分がその病気であることを広く世間に発表しなければいけない人，発表した人は，どういうことを期待して自分の病気を考える必要がある。病気は様々にあるが，病気とは非常に個人的な事項で，しかも世間での病気のイメージは千差万別である。いろいろな考え方がある中で，その個別ケースを言っているはずの人の言葉が一般的な動向の影響，さらに言えば社会的圧力に同調する傾向がないかを考える必要がない。また，認知症の人たちの語りは，普通の人として認めて欲しいというような発言が大半を占めているように思えるが，発表している人のケースが，他の認知症の人に当てはまらず人知れずに誰にも相談できないという人もいる。

様々に発信されている当事者の思いについて書かれているものがある。ここでは，1つ紹介しよう。

2015年，兵庫県内に住む認知症の本人，家族，友人，支援者たちから成る当事者グループ「若年性認知症とともに歩む　ひょうごの会」が発足した。これは「兵庫県社会福祉協議会のひょうご若年性認知症支援センター」が進めているもので，同会では，「現在同じ境遇にある人やこれから経験する人にも役に立つはず」という思いで，認知症疾患の診断を受けた若年（65歳未満）の人を中心とした会である。

「本当に必要な支援は，本人に聞かないと分からない」という当事者の言葉に賛同した本人，家族，友人，支援者たちによる「若年性認知症とともに歩む　ひょうごの会」は，生活上の困りごとは，生活している地域，コミュニティで解決することが大事だと考えており，そのため，本人が暮らす地域（市町）に出向く「地域会」を実施しようとしている。大きなフォーラムで実践活動を知っても，自分の地域でできないと意味がないからである。

「若年性認知症とともに歩む　ひょうごの会」の目的は，認知症になってからも，希望をもって暮らし続けることができるように，認知症を現に体験している本人だからこそ気づけること，試行錯誤したことを患者同士で周囲の人々と共有しあうことである。そして，ともに歩む仲間とのつながりを築き，ケア・社会の在り方を提案，よりよく生きていける社会を創り出していくことである。

また，地域での生活を維持するためには，本人と周りの関わる人達の気持ちを1つにして同じ目標に向かっていくことが大事である。そのため，一緒に認知症と歩む仲間とつながり，本人だからこそ気づけることの話し合いを基軸としながら，それを集約して，暮らしやすい環境，使いやすいサービスの創出や改善につなげたいということで活動してい

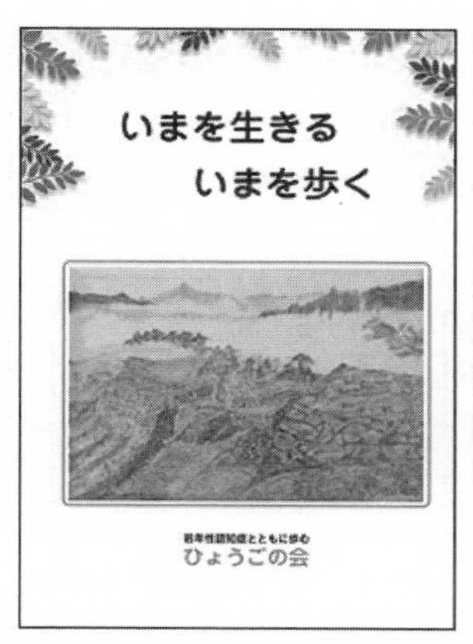

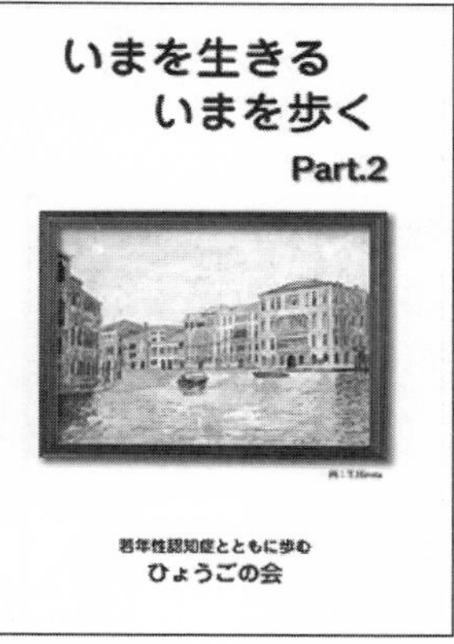

図２−３　「若年性認知症とともに歩む　ひょうごの会」
https ://www.hyogo-wel.or.jp/public/jakunen.php より抜粋

る。その１つに就労支援や外出サポートなどがある。詳しい内容は本書の第７章に書かれている。

図２−３の冊子は，彼らのメッセージであり，こういった取り組みの必要性を理解いただきたいと思い，彼らの取り組みが，全国に広がるその一助となると良い。

8．地域包括ケアを達成する４つの「助」

認知症疾患の診断を受けたら，なぜ普通の人のように接することができないのかと不思議に思うが，残念ながら日本にはそういう風土があるのかもしれない。病気をもっていたらその人の人格も否定するようなことになってしまっている。地域包括ケアシステムの構築は，実は非常に身近なことで実現できる。その実現の切り口として，自助・互助・共助・公助という考え方がある。

自助は，自分のことは自分でするということである。「認知症でも自分のことが自分でできるのですか？」という質問を受けることが多々あるが，「“もちろん”できる」。こういう質問を受ける度に，いかにイメージで認知症が理解されているかが分かる。

互助は，相互に支え合っているということであり，家族会・患者会，NPO 法人などがこれにあたる。しかし，そのようなかしこまった団体でなくても，ご近所づきあいのようなものも互助にあたる。お互いさまということだ。でも実はここが一番大事で，私たちが自分たちの人との関わりを改善すべきところだと思う。このことについては後述する。

共助はリスクを共有する者同士の負担によるものであり介護保険などがこれにあたる。

公助は税による公の負担であり，様々な補助金や障害者自立支援，生活保護，権利擁護などがこれにあたる。

このように何か自分でもできることがあるように思える。専門職でなくても，自助，互助などは明日からでもできそうだと思ってほしい。自助については，「私は認知症ではないのに」と思っている人もいるかもしれないが，65歳以上の実に４人中１人が認知症をもたらす疾患になるだろうと言われている中で，自分もなるかもしれないと思っていると，他人事ではなくなる。自分は関係ないからと言って協力もしないような社会に住みたいかと問いたい。巷にあるたくさんの効果があるのかどうかまだ分からない予防法を認知症にならないようにといろいろ試すのは悪いことではない。誰しも病気にはなりたくない。なってしまった時に，どのように生活を護れるか，自分の望むように暮らせるか，考えておいても損はないだろう。

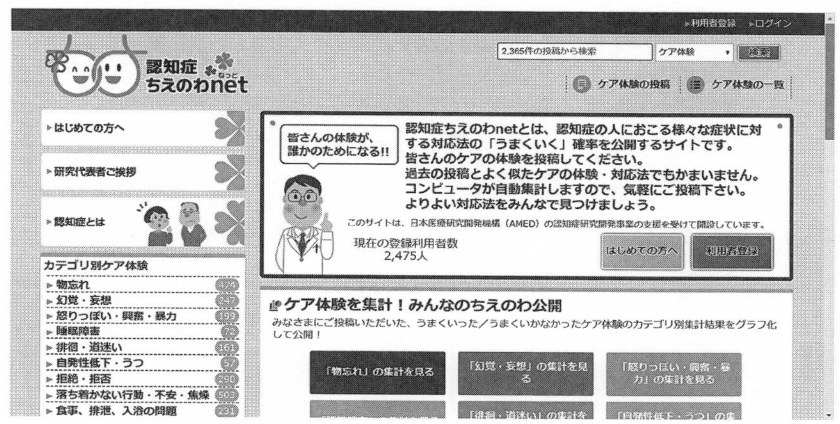

図２−４　「認知症ちえのわ net」のトップ画面

9. 互助の例：「認知症ちえのわ net」

互助はいろいろな形があるが，今回，良い例を１つ紹介する。「認知症ちえのわ net」（図２−４）だ。

●「認知症ちえのわ net」

認知症の問題のほとんどは，認知機能低下によって引き起こされる行動・心理学的な症状である。例えば，お金をどこにしまったか分からないので，誰かに盗まれたと思う「被害妄想」とか，お風呂に入るという状況が分からずに，いきなり服を脱がされて，自分の身を護るために抵抗したら，「介護抵抗」と言われてしまうというような，認知機能の低下による認知症の人の状況理解とケア側の状況理解に対するギャップがこの症状を引き起こす。後者の状況は認知症の人をケアする際に，ケアする人の負担が大きいとのことで，最も問題になるもので，この状況に対しての研究結果は多いが，効果的であると明言しているものはないのが実情である。

しかし，実際に認知症の人をケアしている家族や専門職などは，自分たちのうまくいった関わりとそうでない関わりを適宜共有している。その井戸端会議のようなことをインターネット上で広く共有しようということで，始まったのが，「認知症ちえのわ net」である。「認知症ちえのわ net」の詳細は，ホームページ（https://chienowa-net.com/）を見てもらいたいが，実際に効果的であった関わりとそうでない関わりが一見して分かるので，関わり方の引き出しがたくさんできる。認知症ちえのわ net はどんどん利用者を増やしており，1,000以上のケアの工夫が投稿されている。

10. まとめ

認知症の地域包括ケアシステムを強化する戦略は，自助，互助，共助，公助として様々なアプローチがあるが，大事なことは，認知症のことを必要な時に必要な状況で知ったり，学ぶことができたりするということだ。マニュアルでは難しい認知症の人への関わりを，認知症の人のライフヒストリーに思いを馳せ，これらのツールで学習してみることも奨励されるべきである。

研究課題

1. 認知症の定義をもとに，生活にどんな変化があるかイメージしてみよう。
2. 自分が道が分からなくて困った時，どんな風に人に接してほしいかを考えてみよう。

3．今まであたり前にできていたことができなかった時，どのように感じるか考えてみよう。
4．自分の身近に認知症の人がいた時に，どのように自分が関わるかをシミュレーションしてみよう。

引用文献

1. 厚生労働省　「認知症施策推進大綱」
   https://www.mhlw.go.jp/content/000522832.pdf（2019年７月１日閲覧）
2. Yamakawa M, Makimoto K.（2008), Positive experiences of type 2 diabetes in Japanese patients : an exploratory qualitative study., International Journal of Nursing Studies., 45(7), 1032–1041
3. 大熊輝雄　「現代臨床精神医学」（2013）金原出版
4. トム・キットウッド 「認知症介護のために知っておきたい大切なこと：パーソン・センタード・ケア入門」 筒井書房　(2005)
5. 山川みやえ，繁信和恵編 「認知症：本人と家族の生活基盤を固める多職種連携」 日本看護協会出版会　(2017)
6. 厚生労働省ホームページ 「地域包括ケアシステム」
   http://www.mhlw.go.jp/stf/seisakunitsuite/bunya/hukushi_kaigo/kaigo_koureisha/chiiki-houkatsu/（2020年１月17日閲覧）
7. 山川みやえ，土岐博，佐藤眞一編 「ほんとうのトコロ認知症って何？」 大阪大学出版会．2018
8. 認知症ちえのわ net　https://chienowa-net.com/（2020年１月17日閲覧）
9. 兵庫県社会福祉協議会ひょうご若年性認知症支援センター「若年性認知症とともに歩む　ひょうごの会」 https://www.hyogo-wel.or.jp/public/jakunen.php（2020年１月17日閲覧）

3　認知症の発症予防と普段からの健康管理

繁信　和恵

《目標＆ポイント》 認知症は加齢とともになる割合が非常に高まるので，避けることが難しいが，理論的に予防可能な認知症もあるのでそのあたりを勉強する。そして認知症を発症しても良いように，日常的にしておくべき健康管理方法を述べる。

1）予防可能な認知症の代表である脳血管性認知症について学ぶ。
2）認知症予防のための成年期からの管理について学ぶ。
3）仮に認知症を発症しても穏やかな生活が送れる生活習慣を学ぶ。

《キーワード》 脳血管性認知症，認知症予防，自己管理

1．予防可能な認知症

認知症とは，一度正常に達した認知機能が後天的な脳の障害によって持続性に低下，日常生活や社会生活に支障をきたすようになった状態を言う。認知症をきたす疾患・病態には中枢神経疾患のみならず，種々の疾患が含まれる。中枢神経変性疾患の主な疾患はアルツハイマー型認知症やレビー小体型認知症，前頭側頭型認知症である。その他脳梗塞や脳出血が原因である脳血管性認知症，正常圧水頭症，脳炎，脳腫瘍，甲状腺低下症などによっても認知症や認知症様症状が生じる。

予防可能な認知症の代表は脳血管性認知症である。日本国内での疫学調査では，65歳以上の認知者における脳血管性認知症の割合はアルツハイマー型認知症についで多く，20～40％と言われている。アルツハイマ

ー型認知症と異なり，男性に多いのが特徴である。

2. 脳血管性認知症

脳血管性認知症は脳血管の閉塞（脳梗塞）や出血（脳出血）によって脳機能が局所的に廃絶するので，比較的急激に発症し，階段状増悪を呈するものが多い。そのため初期から神経徴候を認めることが多い。アルツハイマー病に比べると排尿障害，歩行障害が早期からみられ，構音障害や嚥下障害，夜間せん妄がよくみられる。認知症の症状は脳血管障害の部位に左右される。

（１）大梗塞型

主幹脳動脈の閉塞によるもので，症状としては認知症よりも神経心理学的症状（失語・失行など）を起こしやすい。

失語：左脳優位半球の特定の場所に生じると失語が起こる。ブローカ失語は非流暢性の努力性の発話と比較的保たれた理解から成り，左前頭葉病変で起こる。ウェルニッケ失語は正常のプロソデイで流暢に話し，しばしば発話量は大量で錯語や新造語を含み理解は障害されている。側頭葉病変で起こることが多い。

肢節運動失行：反復学習により熟練しているはずの運動行為が拙劣化している状態を言う。ただしその拙劣化の原因として，脱力，筋緊張異常，失調，不随意運動などの明らかな原因を欠く。主に中心前回から中心後回にかけての中心回領域に病変を有し，病変と反対側肢に運動の拙劣さがみられる。

観念運動失行：慣習的行為に対応した“動作に関する情報”である手続記憶をパントマイム行為など意図的状況下で取り出せない状況である。従って自然な状況下では行為に支障はない。例えば日常生活では櫛を使うことが可能であるのに，検査場面では「櫛を使うふりをして下さい。」という指示にうまく従えない。主として頭頂連合野から運動前野にかけての広範な領域の障害でみられる。

観念失行：使用すべき対象物の認知は十分保たれており，運動実行能力にも異常がないのに正しく物品を操作できない状態である。しかもその操作障害は拙劣症によるものではなく，操作に際しての困惑や操作の誤りによるものである。

相貌失認：身近な人々や有名人の顔が識別できなくなる状態である。典型的な例では表情の特徴が分からないため，自分の妻や子供の顔さえも識別できないが，声を聞けばたちどころに誰であるか分かる。右半球の単独病変でも生じるが，両側後頭側頭葉病変が多い。

着衣失行：日常の着衣動作の自動的で自然な能力が失われ，衣服の上下，裏表，左右などと自己身体の関係に混乱が起こり，衣服を身につけることができなくなる。右半球の病巣で多くみられる。

その他：前頭葉の広範な梗塞では無気力，無関心などの前頭葉症状をきたす。

（2）ビンスワンガー型

経過は大部分が慢性，進行性である。認知症の診断がついた時点で，自・多角的に脳梗塞を起こした既往がない場合も多い。小刻み歩行，尿失禁などの局所性の神経症状，嚥下障害，構音障害が緩徐に進行する。無気力，思考緩慢，鬱状態と言うように精神活動が鈍化し，記銘力障害を示す。

（3）多発小梗塞型

小梗塞が症状を呈するか否かはその局在と数によって決まる。身体症状としては小股歩行，強迫泣き・笑い，構音障害，嚥下困難，尿失禁，失調などを呈する例が多い。精神症状としては，動作が鈍く，無気力，無関心で発動性の低下が前面に現れる。身の回りのことも激励すれば実行可能であるのに，じっとしていて自らはしようとしない。このため認知障害や記憶障害の程度が軽度であっても，実際よりも重度とみなされたり，うつ病と間違われたりすることもある。

（４）局所性梗塞型

海馬を灌流する後大脳動脈の両側または優位側がつまると，外側後頭側頭回，海馬回，脳弓の後部に梗塞を生じる。そのため記銘力障害，空間失認，見当識障害が起こる。両側視床または左側の視床梗塞では，記銘力障害に加えて無気力，無関心，発動性低下，感情鈍麻を呈する。

3. 発症要因と発症のメカニズム

脳血管性認知症の発症の危険因子として，加齢，運動不足，脳卒中の既往，高血圧，糖尿病，脂質異常症，肥満，心房細動，血液因子，喫煙などが挙げられる。なぜならこれらは全て脳梗塞・脳出血の重要な危険因子だからである。広範囲の脳出血後，広範囲の脳梗塞後，あるいは特定部位（海馬，視床）の虚血性病変で発症する脳血管性認知症は急性発症するものが多い。またCT，MRIの普及により，局所神経症状を伴わない血管病変が発見される機会が増加している。これらの無症候性の血管病変も脳血管性認知症の危険因子の１つと考えられる。緩徐進行性の発症を呈する多発性の小出血・小梗塞性認知症，ビンスワンガー型脳血管性認知症の中には，無症候性脳血管障害で始まり，無症候性病巣数の増加に伴い脳血管性認知症を発症する例もあると思われる（図３−１）[1)]。

ビンスワンガー型脳血管性認知症は大脳の深部白質の小動脈硬化によ

1）Román GC1, Tatemichi TK, Erkinjuntti T, et al. Vascular dementia : diagnostic criteria for research studies. Report of the NINDS-AIREN International Workshop. Neurology. 43(2) : 250–60. 1993

① 大梗塞型(多発梗塞性認知症)
皮質、皮質下領域の大・中梗塞の多発

② 限局性梗塞型
視床、海馬、角回などの単発梗塞
による

③ 小血管障害型(皮質下性)
a) 多発小梗塞型
b) ビンスワンガー型

④ その他

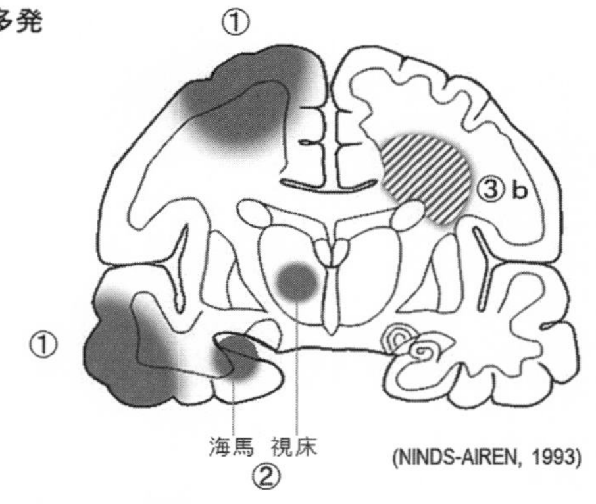

図３−１　脳血管性認知症の分類

って白質に広範な脱髄とグリオーシスをきたした状態であるが，高血圧，血圧の短時間の大きな変動，夜間の生理的な血圧低下の欠如が，その発現に重要な役割を果たしていることが示されている。

4. 治療と経過

根本的な治療法は無い。最も重要で効果的な方法は，高血圧，糖尿病，喫煙，肥満などの動脈硬化の危険因子を治療することである。

脳梗塞が発症しても再発を予防する目的でこれらの危険因子をコントロールすることが重要である。予防として脳循環改善剤や抗凝固剤が使用されることもある。多くは比較的急速に発症する。段階状に悪化し，動揺性の経過をたどることが多い。

5. 予防

上記のような点から心臓・脳血障害予防と同様に健康な食生活，禁煙，適切な運度や血圧，脂質，血糖の管理など包括的な介入が重要である。

高血圧の関与と予防：高血圧は動脈硬化および脳血管障害の最も重要な危険因子である。近年血圧のレベルだけでなく，血圧の変動が認知機能低下や認知症発症と関連すると報告されている。また脳血管性認知症発症に関連するのみならず，アルツハイマー病の発症への関与が注目されている。日本の久山町研究では，認知症のない60歳以上の高齢者で，家庭収縮期血圧・拡張期血圧の日間変動の増大に伴いアルツハイマー型認知症，脳血管性認知症の発症リスクの増大が認められた。そのため壮年期から血圧の変動も含めた高血圧管理が将来の認知症予防に重要と考えられる。

糖尿病の関与と予防：糖尿病が認知症のリスクであることは，近年の多くの大規模疫学研究でも明らかになっており，脳血管性認知症のみならず，アルツハイマー型認知症の糖尿病における脳血管性認知症の相対危険度は約２～３倍である。高血糖や低血糖など血糖の変動が大きいほど認知機能低下と関連する，平均血糖値が高いほど認知症発症のハザード比が高くなる，重症低血糖の回数が多いほど認知症の発症ハザード比が高くなることなどが報告されている。以上のことから糖尿病は脳梗塞発症の危険因子であるだけでなく，認知機能低下に直接関与し，脳血管性認知症およびアルツハイマー型認知症の原因となる。認知症発症予防のためには，糖尿病に対する治療介入が必要である。治療薬の選択には血糖変動が少なく，低血糖の合併が少ない治療薬の選択が重要である。

脂質異常の関与と予防：脳血管性認知症の発症危険因子としては脂質異常症の中でも高 LDL コレステロール血症や低 HDL コレステロール血症の関与が言われている。スタチンは血中コレステロール低下させる作用を有する高コレステロール治療薬である。近年スタチン服用患者において脳血管性認知症やアルツハイマー型認知症の発症が低いことが報告され，スタチン服用による認知症予防効果が注目された。しかしその後にスタチン投与は認知症の発症に予防効果を示さないという前向き研究が報告されており，考えが分かれている。

心房細動の関与と予防：心房細動は心原性脳梗塞症の原因としては最も頻度が高い。また心房細動そのものが認知機能低下にかかる病態として，脳への血液灌流量の低下などが挙げられる。心房細動患者の認知症発症予防には抗凝固療法が必要である。近年では長年使用されてきたワルファリンに代わり，直接経口抗凝固薬が使用されるようになっている。

喫煙の関与と予防：日本の久山町研究では，生涯にわたり非喫煙であった群を基準にすると，中年期から老年期までの持続喫煙群は脳血管性認知症の発症リスクが2.8倍，アルツハイマー型認知症の発症リスクが2.0倍高かったと報告されている。また，老年期になって禁煙した群における脳血管性認知症およびアルツハイマー型認知症の発症リスクは持続喫煙群に比べて低い傾向にあった。上記のことから，認知症予防のためには中年期から老年期にかけて高齢者であっても禁煙を進めることが重要であると思われる。

運動の関与と予防：多くの海外の疫学研究において，定期的な運動習慣が認知症の優位な防御因子であることが報告されている。

食事の関与と予防：欧米の追跡研究では地中海式食事法が認知症の発症リスクを低下させることが報告されている。文化の異なる日本で海外の食事様式を取り入れるのは容易ではない。日本の久山町の追跡研究では，大豆・大豆製品・緑黄色野菜・単色野菜・藻類・乳製品・果物・果物ジュース・芋類・魚類の摂取量が多く，米・酒の摂取量が少ないという食事パターンが強くなるに伴い，脳血管性認知症およびアルツハイマー型認知症の発症リスクの優位な低下が認められている。

認知症全体としての予防対策：近年公衆衛生学的対策により，認知症全体のリスクを３分の１に軽減できることが可能ではないかと報告されている。そのための潜在的に改善可能である要因として，若年期の低い教育，成年期の難聴・高血圧・肥満，高齢期での喫煙・うつ状態・運動不足・社会的孤立・糖尿病が挙げられている。図３－２のように各要因を改善することで35％リスク軽減が可能であるとしている[2)]。

6．ケアのポイント

最も重要なことは，血管病変以外の要因，例えば廃用症候群などによる認知症症状の進行を予防することである。脳血管性認知症に共通した主要な症状は自発性の低下であるから，まず患者の身体的，精神的活動性を挙げることが大切である。これには看護，介護者による忍耐強い励ましの繰り返しが必要である。脳血管性認知症の場合，精神身体活動の緩慢さのために，認知機能障害は実際よりも重度に見える。真の認知機能の程度に適したリハビリテーションやレクリエーションのプログラムを計画することも大切である。

7．症例提示

最後に実際の脳血管性認知症患者の治療とケアの症例を紹介する。

＜症例１：多発性脳梗塞型脳血管性認知症＞

87歳，右利き女性。高血圧の既往あり。MMSE 13/30。85歳頃から次第に物忘れが出現し，尿失禁もみられるようになった。自宅では，自ら家事をすることは無く，リウマチのために足腰が弱いこともあって，促さないと部屋にじっと座っているだけで何もしようとしない。息子夫婦と会話することもわずかである。物忘れに対する病感はあり，羞恥心があるため失禁後の着替えも自分でしている。同居している嫁の母親が

2）Gill Livingston, Andrew Sommerlad, Vasiliki Orgeta, et al. Dementia prevention, intervention, and care Lancet. 390 : 2673–734. 2017

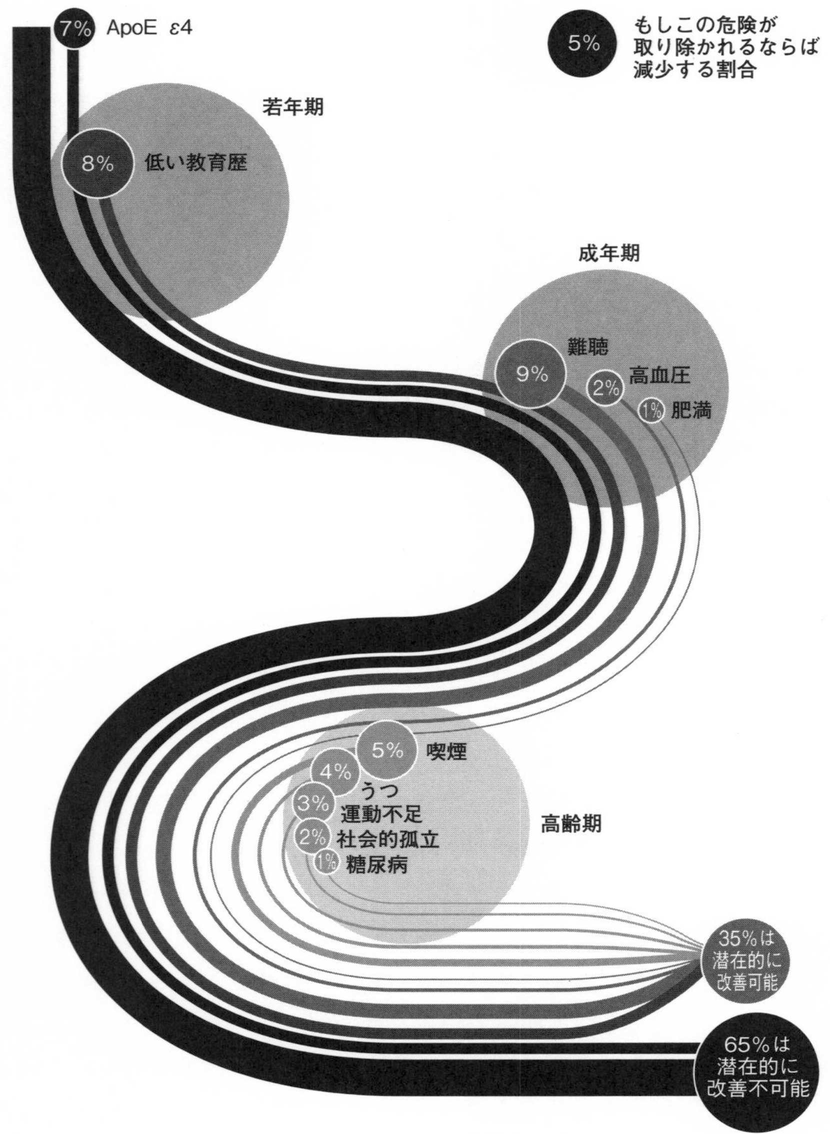

図３-２　一生における改善可能な危険因子の認知症への関与
Gill Livingston, et al. Lancet. 2017 を改変

アルツハイマー病のため，家庭内の介護負担が大きく，家庭だけで患者の活動性を挙げることは困難と考えられた。デイケアに導入し，活動性を挙げ廃用による痴呆の進行を防ぐことを目標にした。

デイケアでは周囲への状況認知も良く，すぐに適応が可能であり，尿失禁を除いて，大きな問題は認めなかった。新たな血管病変の発生を防ぐため，通所時には必ず血圧の確認を行った。創作活動では，内容を呈示するだけで，塗り絵やちぎり絵などに熱心に取り組めた。次第にスタッフや，他患とも馴染みの関係を結べ，自ら家族の話をしたり，他患の手助けをしたりすることができるようになった。デイケアで見当識付けが行われたことにより，MMSE 上でも13/30から17/30と改善がみられた。家庭では夜間の十分な睡眠が可能になり，息子に冗談を言うような光景がみられるようになった。

<症例２：ビンスワンガー型脳血管性認知症>

51歳，右利き女性。高血圧，糖尿病の既往あり。MMSE 14/30。46歳頃から物忘れが目立ち始めた。元来几帳面な性格であったのに，だらしなくなり，家事もしなくなった。次第に動作が緩慢になり，48歳頃から尿失禁もみられるようになった。49歳時，新たな脳梗塞が発生し下肢の運動障害が生じた。以後廃用も重なり，自力歩行が不可能になった。介助に対して拒否的で易興奮性がみられ，認知症治療病棟へ入院となった。

入院後は廃用による歩行障害の改善と，精神的身体的活動性の向上に目標が置かれた。入院直後は，病棟内で静かに座って，うとうとしているだけで他患との交流は無く，排泄，リハビリ体操，歩行訓練など全てにおいて，声掛けと励ましが必要であった。病棟生活活動に対する声掛けと励ましを継続することで，不安定ながらも自力で歩行が可能になった。声掛けだけでリハビリ体操に参加できたり，他患と談笑する姿もみられたりするようになった。

依然として，動作は緩慢で歩行の不安定さは認められるものの，食事の速度などに改善がみられた。介護保険サービスを利用し在宅改修を行い，自宅へ退院し，訪問リハビリテーションとデイケアを利用し，かかりつけ医にて降圧剤と食事療法を継続している。

研究課題

1．現在自分自身が日常生活の中でできる認知症予防について考えてみましょう。

2．自分や家族が認知症になった後の生活習慣で大切なことを考えてみましょう。

引用文献

1. Román GC1, Tatemichi TK, Erkinjuntti T, et al. Vascular dementia : diagnostic criteria for research studies. Report of the NINDS-AIREN International Workshop. Neurology. 43(2) : 250–60. 1993
2. Gill Livingston, Andrew Sommerlad, Vasiliki Orgeta, et al. Dementia prevention, intervention, and care Lancet. 390 : 2673–734. 2017

参考文献

1.「認知症疾患診療ガイドライン」 池田学編　医学書院　2017

4　認知症の発症と医療の在り方

繁信　和恵

《目標＆ポイント》 認知症になったかもと思う状況は人それぞれであるが，通常の物忘れとは異なる状況にある人への医療へのかかり方について理解し，徐々に前向きになるための認知症診断の告知の在り方を述べる。

1）認知症の前段階にある軽度認知機能障害について学習する。

2）認知症診断の告知の在り方について学習する。

3）認知症の進行期に備えたアドバンスケアプランニング（人生会議）について学習する。

《キーワード》 鑑別診断，認知症の初期症状，告知，軽度認知機能障害

1．軽度認知機能障害について

軽度認知機能障害（Mild Cognitive Impairment : MCI）は認知症とも知的に正常とも言えない中間状態を指し，①自覚的な物忘れの訴えがある。②神経心理検査による年齢に比しての記憶障害がある。③一般的な認知機能が正常。④家事や仕事などの日常生活動作（ADL）が概して正常。⑤認知症ではないことを特徴とする状態である。2012年の調査報告で，認知症者数は462万人，その予備軍であるMCIは400万人とされている。2018年にアメリカからMCIについての以下のような新たなガイドラインが示された。①アメリカ食品医療局（FDA）はMCIへの薬物治療を許可していない（これは日本でも同様である）。②MCI者の認知機能を改善される効果を示した薬剤やサプリメントの高いエビデンスは

ない。③規則的な運動を週に２回程度，６ヶ月以上継続すると有効であるという良質な報告が相当数存在する。④数は少ないが認知トレーニングの有効性も報告されている。

また，アメリカ神経学会は臨床医に対して以下のような実践ガイドラインを示している。MCI者にみられる危険因子（糖尿病などの生活習慣病）を確認すること，身体機能を評価すること，行動面の障害や精神症状があれば治療すること，さらに認知機能を継続的に評価することである。このことから分かることは，MCIを一断面で診断するのではなく，継続的に経過観察し，認知症への移行の危険因子とされる生活習慣病への介入や日常生活活動の指導を継続的に行っていく必要性である。

2. 認知症診断の告知の在り方

軽度認知機能障害（Mild Cognitive Impairment：MCI）を認知症の前段階として告知するか否かについては慎重であるべきだと考えている。当初MCIはその約半数がアルツハイマー病に移行するということで，注目されるようになったが，最近は提唱者のPetersen自身がMCIには多様性があるとしている[1)]。

我々が地域で行っている疫学研究（中山町研究）でもそのことが明らかになっている。表４－１に1997年の第１回中山調査時にMCIの状態であると考えられた104名の５年後の転帰を示す。MCIから認知症へ進展した内訳が，アルツハイマー病だけではなく，脳血管性認知症やその他の認知症へ移行した人がいることは重要なことである。さらに５年を経過してもMCIの状態のまま留まっていた人（8.7%），また１回目の調査ではMCIと診断されていたが，５年後の調査で健常高齢者と診断さ

1）Petersen RC, Doody R, Kurz A et al. Current concepts in Mild Cognitive Impairment. Arch Neurol 2001 ; 58 : 1985–92

2）Ishikawa T, Ikeda M, Matsumoto N et al. A longitudinal study regarding conversion from mild memory impairment to dementia in a Japanese community. Int J Geriatr Psychiatry 2006 ; 21 : 134–9

表4－1　中山町研究におけるMCI（104名）の5年後の転帰

	N	%
死亡	14	13.5
転居	13	12.5
調査拒否	6	5.7
アルツハイマー病	11	10.6
脳血管性認知症	5	4.8
その他の認知症	6	5.8
MCIのままとどまっていた者	9	8.7
健常高齢者	40	38.5
	104	

れた人（38.5%）が多くみられた[2)]。地域における疫学研究であるため，ウェクスラー記憶検査などの詳細な記憶検査は施行されていないものの，この結果はMCIの段階で告知を行うか否かを考えるうえでは示唆に富む結果であると思われる。このような知見から，横断的な一般診療場面や保健活動場面での，認知症への移行を前提としたMCIの告知は，その後長期間MCIで留まる，あるいは健常と判断される可能性ある本人・家族には認知症への必要以上の不安を増大させる可能性や社会的不利益を受ける可能性がある。従って，告知する場合は，正確な認知症への移行率（conversion rate）や，再度検査した場合は30%以上が健常と診断される事実を十分に説明し，告知後は精神的な動揺に対する支援を継続すべきであろう。

一方，専門医療機関の物忘れ外来などを，自ら認知症を心配して受診するような場合は異なる対応が必要であろう。詳細な神経心理学的検査や，MRIなどの頭部形態画像，SPECTなどの脳機能画像などが施行されたうえでMCIと診断した例には，正確な告知を心がけるべきである。

ただしこの場合は，精査後その結果から今後アルツハイマー病やレビー小体型認知症，前頭側頭葉変性症，脳血管性認知症などの認知症への進展がより強く疑われる例には，今後進展が疑われるそれぞれの疾患に特徴的な初期症状[3)]を本人・家族に詳細に説明しておくことが必要である。そのような症状が出現してきたら，速やかに再度受診するように指導することで，MCIの本来の社会的意義である認知症の発症抑制や早期発見，早期介入に役立つと思われる。いずれにしても，MCIの状態であると診断された場合は，認知機能の低下が進行しないか，縦断的に経過を観察していくことが，横断的な診療場面で安易な告知を行うよりも大切なことである。

次に，MCIと診断された後の治療について述べる。MCIの概念は，認知症への進展の可能性を考慮して，できるだけ認知症へ進展しないように予防的対応をするということによって意味のあるものとなる。MCIの背景疾患は脳変性疾患，血管障害，薬物・代謝異常，外傷性など病因論的にも多様であるとされている。治療，予防という観点からはMCIの状態を引き起こす原因となっているであろう背景疾患に対しての治療，介入が必要である。脳血管障害が背景疾患として考えられる場合は，高血圧症や糖尿病といった生活習慣病や心疾患の既往の有無およびその治療状況を把握し，コントロールが不十分な場合は積極的に治療するように指導を行う。高血圧症や糖尿病はアルツハイマー病の危険因子でもあると言われているため，アルツハイマー病への進展が強く疑われる場合もそのコントロールは重要である。

MCIの告知，治療についてはその背景疾患を十分に検討し，その背景疾患に応じた対応を行うべきであると考える。将来MCIの背景疾患である種々の認知症性疾患の根本的治療法が開発されて初めて，多くの場面で積極的なMCIの告知が行われるようになるべきであろう。

---

3) Shinagawa S, Ikeda M, Shigenobu K et al. Initial symptoms in frontotemporal dementia and semantic dementia compared to Alzheimer's disease. Dement Geriatr Cogn Disord 2006 ; 21 : 74–80

認知症の告知については，現在では積極的に行われるようになっている。これまでの節で述べられているように，認知症は病名ではなく，認知機能の低下により生活に支障をきたすようになった病気の総称である。そのため，認知症の告知についてはどのような病気による認知症であり，どのような症状があり，それがどのように生活に支障を及ぼしているか，どのような治療法があるが，どのように進行をするのかなどを丁寧に説明されるべきである。加えて，認知症がある程度進行している場合は，記憶や理解の障害があるため，一度の告知では内容を忘れてしまうことも多い。そのため丁寧に繰り返し説明する必要がある。また進行に伴い病識が乏しくなっている場合には，本人は告知の内容を受け入れない場合が多い。その場合は少しでも本人が支障を感じている症状に焦点をあて，説明することが有効である。最も重要なことは早期診断・告知が早期絶望につながらないように，診断後支援を行うことである。特にアルツハイマー型認知症を代表とするような進行性の認知症の場合は，徐々に進行し生活上の支障が増えている中で，それぞれ症状に焦点をあて生活上の工夫や有効な介護保険サービスの利用の仕方や，次に起こりうる症状を説明するなどの本人，家族の様々な不安や負担を軽減するような対応が必要である。診断後支援の中で，次に述べるように今後起こりうる病状や行われる可能性がある治療やケアについての意思決定支援を行っていく事になる。

3.　認知症の進行期に備えたアドバンスケアプランニング

多くの認知症性疾患は，進行性の大脳変性疾患である。発見時にMCI状態にあっても，経過とともに認知機能低下は進行し，10年～15年を経過して高度進行期に至り寿命を迎える。経過の中で，重篤な身体疾患を併発し寿命を迎えることがある。この経過の中で問題になるのが生活や介護，医療など様々な場面で，認知症による認知機能低下の進行により，本人の希望や意見が十分に確認できない状況が生じることである。本人の本当の意思を確認するにはどうすれば良いかということで考えられたのがアドバンスケアプランニング（Advance Care Planning : ACP）である。1994年に米国で最初に提唱された。

日本では人生の最終段階における医療・ケアについて，本人が家族などや医療・ケアチームと繰り返し話し合う取り組みをACPとし，愛称を「人生会議」に決定した。ACPの最終目的は，本人が意思決定できなくなった時に医療やケアが可能な限り本人の意向に沿ったものに形作られるようにすることである。本人・家族・医療者（主治医や看護師）・ケアに関わる人々などによる，度重なる対話の中で形作られる。予め代理決定者を決めておき，その人に参加してもらうことも重要である。

人生の最終段階に置いて意思表示ができなくなった患者さんのところに長年離れて暮らしていた家族が現れ，延命のための治療を強く希望し，日常のケアにあたっていた家族と意見が分かれるようなことは，実際の医療現場でもしばしば起こることである。自分の意思を伝えられるうちに，家族やパートナー，友人，主治医やケアスタッフと話し合いを繰り返し，本人の意思で代理決定者を決めておくことが望ましい。

次には認知症者のACPの在り方について特化して考えてみたい。病気の進行には大きくわけて3パターンが考えられる。①がんなどのように死亡の数週間前まで機能が保たれ，ある時期から急速に低下する場合，②慢性の心疾患や呼吸器疾患などのように低下と回復を繰り返しながら次第に低下していく場合，③アルツハイマー型認知症を代表とする多くの認知症のように回復することはほとんどなく長期に渡って徐々に

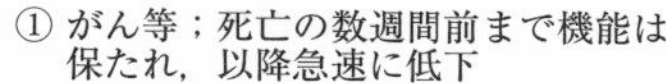

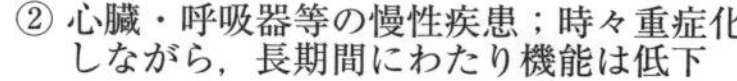

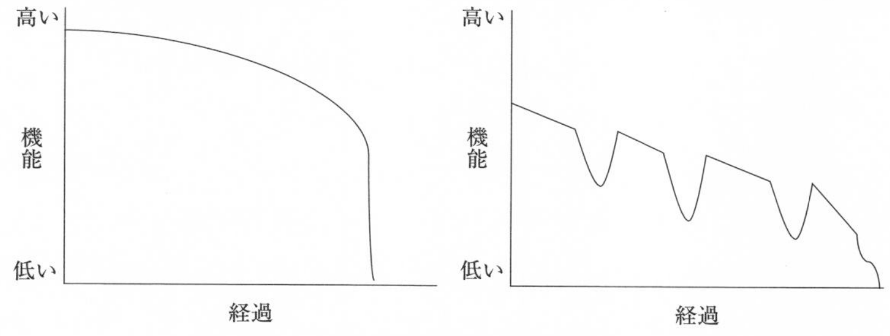

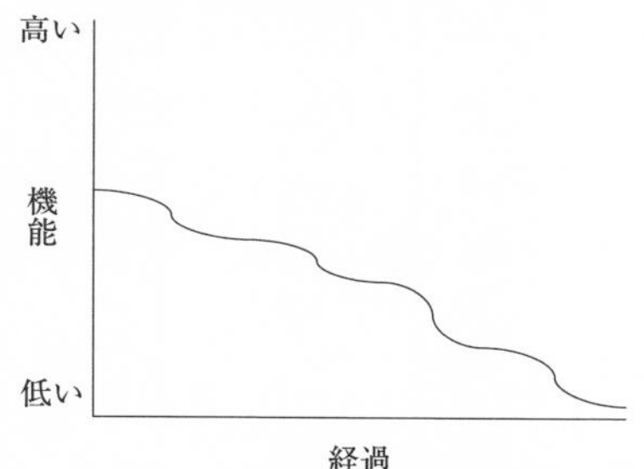

図４－１　疾患別の人生の最終段階の経過

低下していく場合などである。図４−１からも分かるように認知症の場合は診断がついた時点で早期から話し合いを重ね，代理決定者を決めておく必要があると考える。近年では認知症の診断技術の進歩により，かなり早期に診断がつくようになっている。しかしACPは，本人が病気や障害を受容できず絶望しているタイミングであると，本人を追い詰め，正当な治療を受ける権利を奪う可能性がある。そのためには認知症の診断後，本人や家族がその状況を受容し，治療者や支援者と関係が構築できれば，そこからできるだけ早い時期に開始するのが良いと考える。

認知症の場合，人生の最終段階の延命措置について話し合い，決定しておくことも大切であるが，それ以上に徐々に認知機能低下が進行していく中で，どのように生き，生活し，治療やケアを受けていきたいかを話し合っておくことが大切である。具体的に初期のうちに話し合っておきたいことは，①徐々に認知症が進行することを踏まえて，どこで，誰と，どう過ごしたいか？ ②食事が口から食べられなくなった時どうするか（自然に看取るのか，胃瘻や鼻腔栄養などの経管栄養を行うのか，中心静脈栄養を行うのか，抹消点滴を行うのかなど）③がんなどの重篤な身体疾患にかかった時，治療をどうしたいか。④人生の最終段階での延命措置を希望するかなどである。医療的な内容については，そのことを選択した場合・選択しなかった場合どのような経過になるか，どのような生活になるかなど，納得できるまで説明を受けたうえで話し合うべきである。本人の意思が確認できてない場合は，本人の推定意思を尊重し，本人にとって最善の方針を家族・医療・ケアチームなどで慎重に判断することになる。

研究課題

1．軽度認知機能障害の状態についてまとめてみましょう。
2．自分が初期のアルツハイマー型認知症と告知されたと仮定して，今後の生活や治療・ケアについて，家族やパートナー，友人と話し合ってみましょう。現時点での意思代理決定者を考えてみましょう。

引用文献

1. Petersen RC, Doody R, Kurz A et al. Current concepts in Mild Cognitive Impairment. Arch Neurol 2001 ; 58 : 1985–92
2. Ishikawa T, Ikeda M, Matsumoto N et al. A longitudinal study regarding conversion from mild memory impairment to dementia in a Japanese community. Int J Geriatr Psychiatry 2006 ; 21 : 134–9
3. Shinagawa S, Ikeda M, Shigenobu K et al. Initial symptoms in frontotemporal dementia and semantic dementia compared to Alzheimer's disease. Dement Geriatr Cogn Disord 2006 ; 21 : 74–80

参考文献

1. 「認知症の人の日常生活・社会生活における　意思決定支援ガイドライン」 厚生労働省　2018
2. 「認知症～本人と家族の生活基盤を固める多職種連携～」 繁信和恵，山川みやえ編　2017日本看護協会出版会　2017

5　認知症と生きるうえでの認知症の理解

繁信　和恵

《目標＆ポイント》 現在，社会問題になっているのは進行性の認知症であり，そのことをどのように受け入れながら人生を進めていくのか，どのように向き合えば良いのかを様々な認知症の特徴を解説しながら述べる。

1）進行性の認知症の種類と特性を学ぶ。

2）認知症の進行に応じた対応を学ぶ。

3）認知症の治療について学ぶ。

《キーワード》 認知症分類，進行性疾患・症状

1．はじめに：頻度の高い４つの進行性の認知症

「認知症」はいったん獲得された知的能力が障害され，社会的，職業的な機能が低下した状態である。認知症症状を示す病気は多数あるものの，一般的には「認知症」という概念でひとくくりにされていることが多い。そのためどの種類の認知症においても，“間違いは否定せず受容的に接する”，“規則正しい生活を目指す”，“可能なことはできるだけ自分でしてもらい，寝込ませない”など，その対応は画一化されていることが多いのが現状である。しかし認知症に対して根本的な治療法の乏しい現在，それぞれの病気に特徴的な症状・経過などを十分理解し，またその特徴を逆に生かした生活を工夫していくことが重要である。そのためにも，認知症をきたす病気の理解は不可欠である。ここでは頻度の高

い４つの進行性の認知症について紹介する。

認知症の鑑別診断においては，患者さんの本人の診察およびご家族など周囲の方からの問診が最も重要である。一部の遺伝性疾患を除いては，画像診断も含め検査は確定診断をするものではなく，あくまで鑑別の補助的な役割を担っている。

2. 脳血管性認知症

(1) 症状

脳血管性認知症については，第３章の第２節に詳細があるためここでは割愛する。

(2) 検査

診断には頭部のMRIやCTといった脳画像検査で脳血管障害（脳梗塞や脳出血）を確認することが必要である。しかし，そのような画像検査ができない場合は，症状や経過の特徴から脳血管性認知症とアルツハイマー型認知症の鑑別を行う。脳血管障害の危険因子の有無を評価するために，血圧測定や血液検査で血糖値やコレステロール，中性脂肪などを検査することも治療にとっては必要である。

(3) 経過

多くは脳血管障害の発症に伴い比較的急速に発症する。脳血管障害を起こす度に段階状に悪化し，動揺性の経過をたどる。また終末期には嚥下機能が低下し誤嚥性肺炎で死亡することが多い。

3. アルツハイマー型認知症

アルツハイマー型認知症は初老期から老年期に発症する神経変性性認知症（脳細胞が死滅することで起こる認知症）である。認知症の原因としては最も多く，約半数を占める。主として脳の後方領域が障害されるため，特有の行為の障害がみられる。萎縮が目立つ部位は空間的認識を行う頭頂葉と記憶をつかさどる側頭葉内側部（海馬領域）である（図５-１）。アルツハイマー型認知症の脳では，脳神経細胞の周囲にアミロイドβ蛋白と呼ばれるタンパク質が沈着し，老人班という塊をつくる。その後数年をかけて脳神経細胞は神経原繊維変化と呼ばれる変化を起こし死滅していく。それによる脳の萎縮の進行に伴い症状を呈するようになる。

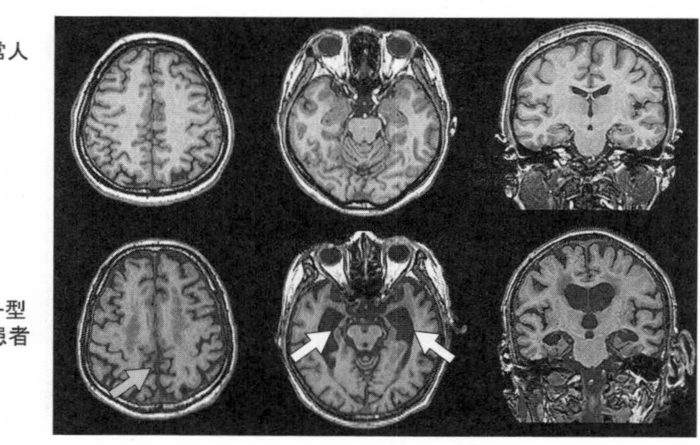

図５-１　健常人とアルツハイマー型認知症患者の MRI

（１）症状

ａ．取り繕い，場合わせ反応

初期から中期にかけては，生活上様々支障をきたしていても，“いや普通にやっていますよ。毎日ご飯もつくっていますよ。”などと何とかその状況にあった会話をし，その場を取り繕う様子がみられる。

ｂ．健忘

初期症状として注目される健忘は，直前にあった出来事を忘れるといった近時記憶障害症状として現れる。病期が進むと昔の記憶も障害されていく。

ｃ．視空間性障害による症状

１）道に迷う：徘徊（散歩に行って帰って来られないこと）がよく問題にされるが，空間的見当能力の障害が強くなると，よく知っている場所でも迷うようになる。

２）バリント症候群：目に見えているものがつかめないといった症状で現れる。食事の際，眼前に出された食器や箸を取るのに苦労している様子がみられる。

３）空間の定位障害：車を車庫にうまく入れられないなど客体を空間的に正しく定位できない，またベッドに斜めに寝たり，丸椅子に座るのに手間取ったり，自己身体さえも空間的に定位できない症状がみられる。

４）失行症状：服が着られないといった着衣失行や，ものが使えない，例えば洗濯機が使えないなどの症状がみられるが，操作の障害に視覚性ないし定位の誤りが認められることが多い。

５）自動性意図性の解離：意識すればするほど手続記憶（習熟された技能）の取り出しがうまくいかなくなり，不自然なぎこちない動きや視空間性の誤りが増える。検査場面で着衣が非常に困難なのに，日常生活の自然な自動的状況下でいとも簡単に服を着ているところが目撃されるのはこのためである。

d．見当識障害

時の見当識，場所の見当識，人物の見当識の順で障害されることが多い。

e．精神症状

極初期には，認知機能低下の始まりにより意欲低下や自発性の低下，不安症状を呈することもあり，うつ病と誤診されることもある。初期から中期には身近な介護者にお金を盗まれた，大切なものを隠されたなどの状況の誤認による単純な妄想（物盗られ妄想）が出現する場合がある。妄想を否定されることによって興奮に至ることもみられる。進行期には言語理解障害が進行し，介護抵抗や易怒性につながることもある。

（2）検査

頭部の MRI や CT といった脳画像検査では海馬領域や頭頂葉の萎縮を認めることが多く，典型例ではほぼ左右対称に萎縮している（図５-１）。また脳の機能を評価する脳血流 SPECT では，脳萎縮部位よりもさらに広範囲に機能低下を認める。加えて現在は（保険診療適応はあるが），発症の何年も前から脳内に蓄積してくるアミロイド β 蛋白を PET（陽電子放射断層撮影）を使って検出する方法もある。認知機能検査（改訂版長谷川式堪忍認知機能スケールや Mini-Mental State Examination（MMSE））では，典型例では遅延再生課題，時の見当識，場所の見当識の順に障害される。

（3）経過

極めて緩徐に発症し進行する。特徴的な症状が明らかになる前に，頭痛，目まい，不安，不機嫌といった症状がみられることもある。

初期には，近時記憶の障害が目立ち，新しく経験した事柄や情報を記憶しておくことが困難になる。忘れることが原因で周囲の人たちとトラブルになったり，物盗られ妄想がでたりするのはこの時期である。物忘れに関しては初期にはある程度の病感を有していることもあり，反応性に抑うつ症状が認められることもある。仕事をしている場合であれば，この時期から仕事に支障をきたすことが多い。

中期になると記憶障害は近時記憶にとどまらず，古いエピソード記憶にまで及ぶ。道に迷って家に帰れないといった視空間的な障害や家事にも支障が出てくる。

後期には記憶障害はさらに進行し，人物に対する見当識も失われる。鏡に映った自分を他人と間違え，話しかけたり怒ったりすることもある。更衣・食事・排泄など日常生活全般に介助を要し，自発性の低下は顕著となり，臥床傾向となる。

（4）治療

現在アルツハイマー型認知症の中核症状に対する治療薬としては，４種類の薬が発売されている。いずれも進行を遅らせる効果があるものの，根本的治療薬ではない。３種類（ドネペジル，ガランタミン，リバスチグミン）はアセチルコリンエステラーゼ阻害薬で，１種類（メマンチン）はNMD受容体拮抗薬という種類の薬剤である。アセチルコリンエステラーゼ阻害薬とNMDA受容体拮抗薬の併用は可能である。

興奮や妄想などの精神症状に対する治療は，治療が必要であるかを見極め，その原因を見つけ，原因の除去を優先する。まずは薬物を使わずに対応する。それでも治療困難な場合には薬物療法を試みる。精神症状に対する保険適応が認められている薬剤は，現在のところはない。精神症状は，薬剤によっても引き起こされる場合もある。どの様な薬を服用しているか確認することが必要である。また，多剤併用には十分気をつけ，薬を整理することが重要である。患者の背景を含め十分検討し，どうしても必要な薬剤のみにするようかかりつけ医の先生と連携が必要である。また単身生活者の場合は，投与した薬の効果を確認できる環境を整えることが大切である。

4. レビー小体型認知症

レビー小体型認知症は，アルツハイマー型認知症に次いで２番目に多い高齢者の変性性認知症疾患であることが報告されている。脳神経細胞に無数に出現するレビー小体に関係があると考えられている。レビー小体は主にα–シヌクレインと呼ばれるものからなっている。レビー小体が蓄積する部位は脳幹と言われる脳の深い部分から，大脳皮質全般にわたり，どの部位に多く蓄積するかによって，同じレビー小体型認知症でも症状が異なる。典型例ではアルツハイマー型認知と比較して脳萎縮が目立たないことが多い。

（1）症状

初期には認知機能低下が目立たず，うつ状態が目立つ場合もある。その後進行性の認知機能低下を認め，ほかに次のような特徴がみられるようになる。

1）注意や明晰さの顕著な変化を伴う認知機能の変動：日によってあるいは時間によって非常に会話の疎通性や動作の緩慢さに変動がみられる。

2）具体的な内容が繰り返される幻視体験や錯覚：実際にはない人や虫などがありありと見え，それを覚えている。またカーテンの模様が人の顔に見えたり，布団が動いているように見えたりするなどの錯覚がある。それらから被害妄想や誤認妄想に発展する場合もある。

3）**パーキンソン症状**：動作緩慢や小刻み歩行，表情変化の乏しさ，手指の震えを認める。転倒が多いのも特徴である。

4）**自律神経症状**：失神，一過性の意識障害，強固な便秘，起立性圧などを認める。

5）**レム睡眠行動障害**：睡眠中に夢を見て，寝言を言い体をバタバタ動かすようなことがよくみられる。

6）**抗精神病薬に対する感受性の亢進**：幻覚や妄想の治療に使われる薬剤で少量でもパーキンソン症状が悪化したり，パーキンソン症状の治療のために使われる薬剤で幻覚が悪化したりする危険性が高い。また総合感冒薬，胃薬などの薬でも幻覚が悪化する場合がある。

（2）検査

診断の際には頭部のMRIやCTといった脳画像検査も行うが，典型例ではアルツハイマー型認知症と比べて脳の萎縮は目立たない。脳血流SPECTでは後頭葉の機能低下を認めることが多い。また心臓を支配している交感神経，すなわち心臓交感神経の状態を診るMIBG心筋シンチグラフィでは，心筋に著明なMIBG集積低下を認める。加えてレビー小体型認知症では，ドーパミントランスポーターの密度が低下すると言われている。そのためDat-scan検査というSPECT検査で黒質のドーパミントランスポーターの脱落を認める。

（3）経過

発症初期は必ずしも認知機能である記憶障害が認められるわけではない。発症初期には睡眠中に叫んだり暴れたりする「レム睡眠行動障害」，ふらつきや便秘などの「自律神経症状」,「うつ症状」,「パーキンソン症状」,「幻視・誤認」などの症状が現れることが多い。また,比較的早期に向精神薬などの薬剤に対して過敏症を示すことも多い。その後,認知の変動や認知機能の低下が認められるようになるのが一般的である。後期にはパーキンソン症状の進行により歩行が困難になり,嚥下障害も顕著になる。誤嚥性肺炎によって死に到ることが多い。

(4) 治療

レビー小体型認知症は多彩な症候を呈するため,治療も複雑であり困難である。治療は非薬物的な介入と薬物治療に大別される。薬物治療に関しては,レビー小体型認知症の脳病変そのものを治療しうる,あるいは進行を阻止できるような根本的治療法は未だ開発されていない。従って,現在は,レビー小体型認知症の諸症状に対する治療法が行われている。まず,認知症状に対してはコリンエステラーゼ阻害薬の有効性が報告されている。ドネペジル塩酸塩はレビー小体型認知症に対して効果があることが報告されて保険適用されている。幻視,行動異常を伴う精神症状に対しても,コリンエステラーゼ阻害薬(ドネペジル塩酸塩)が有効であることが報告されており,認知症状に対する治療と併せて,第1選択と考えられる。しかし,それが無効な場合は非定型抗精神病薬や漢方薬が用いられる。しかし非定型抗精神病薬についても十分有効性や安全性が確立しているとは言えず,注意が必要である。

うつ症状に対しては抗うつ薬が,REM 睡眠行動異常(RBD)に対してはクロナゼパムが対症的に使われるが,それらにも,第1選択としてまず用いられるコリンエステラーゼ阻害薬(ドネペジル塩酸塩)が有効である場合がある。また,レビー小体型認知症のパーキンソン症状に対しては基本的に L-dopa などの抗パーキンソン病薬を用いる。精神症状を悪化させる可能性があるので少量から注意して使用する。抗コリン薬の使用は避けるべきである。

5. 前頭側頭型認知症

前頭側頭型認知症もアルツハイマー型認知症と同様に進行性の神経変性性認知症の代表的な病気である。しかし変性（脳萎縮）の中心は，理性的な行動をしたり，感情に抑制をかけたりする時に働く前頭葉，言葉意味理解や物の意味理解をする時に働く側頭葉であるため，脳の後方領域が病変の中心であるアルツハイマー型認知症とは異なった症状を示す。常同行動や脱抑制などの特徴的な精神症状により，処遇の最も困難な認知症と考えられている。発病年齢は50歳～60歳頃の初老期に多い。病理組織学的には神経細胞やグリア細胞内に異常構造物の蓄積を認めるものが多く，異常構造物は異常リン酸化タウやリン酸化TRA DNA-binding protein of 43kDa（TDP-43）が蓄積している。

（1）症状

前頭葉，側頭葉の障害による症状が前景にたち，記憶障害はかなり進行するまで目立たないことが多い。

a．被影響性の亢進：反響ないし模倣行為，何かの文句につられて即座に歌を歌い出す，他患への質問に先んじて応じる，視覚に入った看板の文字をいちいち読み上げるといった行為で表れる。

b．我が道を行く行動：気に入らない，あるいは関心がほかに向くと立ち去ろうとする，立ち去り行動がみられる。またスーパーで欲求のまま，ものを勝手にもち帰り，万引きとして捕まったり，病棟では盗食がしばしば認められるが，悪気はなく指摘されたりしても平然としている。

c．常同行動：毎日同じおかずをつくる，毎日決まって同じ時間に同じコースを散歩するといった時刻表的行動として日常生活に現れ，それが乱されると混乱したり興奮したりする。アルツハイマー型認知症でみられる徘徊と異なり，毎回同じコースを散歩し，かなり進行するまで道に迷うことなく帰ってくる。

d．食行動異常：甘いものや味の濃いものを好んで多量に食べるようになる。

（2）検査

頭部のMRIやCTといった脳画像検査では前頭葉や側頭葉の前方部に萎縮を認める。また脳血流SPECTでも萎縮部位に対応してさらに広範な機能低下を認める。脳波の基礎律動はかなり進行するまで正常である（アルツハイマー型認知症やレビー小体型認知症では遅くなる）。また前頭側頭型認知症に特徴的な常同行動を評価する尺度The Stereotype Rating Inventory（SRI）の得点は他の認知症疾患に比べて，有意に高くなる[1)]。

（3）経過

初期には自己中心的，無関心，周囲への迷惑行為などの反社会的脱抑制，人格変化が現われる。失語で始まることもある。他方，記憶，見当識，計算力などは比較的保たれている。中期には前述の人格変化がさらに強まり，常同行動をはじめとする，前項で示した特徴的な症状が出そろう。自発語は減少し，言語理解も悪くなるが，この段階でも，記憶，見当識，計算力などはみかけ以上に保たれている。末期には自発性の低下が進み，無為に過ごすようになる。嚥下障害は無いものの開口しないために食事摂取が困難になる場合もある。さらに症状が進むと無言・無

1）Shigenobu K, Ikeda M, Fukuhara R, et. al. The Stereotypy Rating Inventory for frontotemporal lobar degeneration. Psychiatry Res ; 110(2) : 175–187. 2002

動状態となる。

（4）治療

他の認知症疾患に比べて，進行を緩やかにするといった治療薬はない。そのため，非薬物療法が中心となる。保たれている記憶や視空間認知機能を利用したリハビリテーションが有効である。治療の導入時は，スタッフを固定し，一対一の静かな環境から開始することが望ましい。生活上問題となっている常同行動を毎日型デイケアなど，適応的な日課に置き換え，時刻表的生活に組み込むことができれば，進行期まで在宅介護が可能になる場合もある。常同行動や食行動異常に対しては，一部の抗うつ薬の有効性が報告されている。

6．おわりに

これまで述べてきたように，認知症と言っても原因となる疾患によって，脳の萎縮部位や初発症状，経過や進行過程もまったく異なる。そのため，認知症と診断された後，今後の生活や治療・ケアを考えるうえでは，原因となっている認知症疾患の特性を知っておくことは，必要なことであると考える。

研究課題

1．アルツハイマー型認知症，レビー小体型認知症の特徴と進行の経過についてまとめてみましょう。

引用文献

1. Shigenobu K, Ikeda M, Fukuhara R, et. al. The Stereotypy Rating Inventory for frontotemporal lobar degeneration. Psychiatry Res ; 110(2) : 175–187. 2002

参考文献

1.「認知症疾患診療ガイドライン」 池田学編　医学書院　2017

6 認知症を生きる当事者の思い

井出　訓

《目標＆ポイント》 実際に認知症になった人の気持ち，その変化，受け入れ方などを，当事者の言葉から理解する。また，当事者としての家族にも着目し，ともに認知症を生きる当事者としての家族について学習する。

1）認知症を生きる当事者とは誰かを学習する。
2）認知症との遭遇からその後に起こる事柄を整理し理解する。
3）認知症を生きることの思い，不安，怒りなどの感情を知り関わり方の在り方を学習する。
4）認知症を生きる家族の思いを知る。

《キーワード》 当事者視点，気持ちの変化，家族，本人

1．認知症を生きる当事者とは誰か

認知症の当事者と言えば，多くの人は認知症と診断を受けた本人のことを考えるだろう。ある事柄に直接関係している人を当事者と呼ぶならば，認知症と診断を受けた本人は，確かに身を以て認知症という状態を経験する当事者と言える。それでは，認知症を生きる当事者と言い換えた時，それは誰を意味するのだろうか。認知症と診断を受けた本人は，確かに然りではあるのだが，その一方で認知症と診断された人の配偶者や子供たち，家族などもまた，不安と葛藤の中で彼らの認知症を生きている当事者と呼べないだろうか。中西正司ら[1)]は「ニーズを持ったとき，人はだれでも当事者になる。…だから，ニーズに応じて，人はだれ

1）中西正司，上野千鶴子「当事者主権」岩波新書　2003

でも当事者になる可能性を持っている」と言う。そして，今現在の自分の状況を，自分が望む状態と比較して不足と捉えて，そうではない現実を作り出そうとする時に，人ははじめて自らのニーズを知り，その人は当事者となるのだと言う。であれば，認知症を生きる当事者とは，その人がどのような立ち位置を生きるのであれ，認知症をとり巻く社会や環境とのギャップから生じるニーズを克服しようと生きている人であると言えるだろう。この章では，そうした認知症を生きる当事者としての本人と家族に焦点を当て，認知症と対峙する彼らの思いや生き方，また苦悩に近接したい。

2. 予兆

(1) 本人が感じる違和感

今まで認知症とは無縁の生活を送ってきたごく普通の人が，認知症と接近遭遇する瞬間とは，どのような経験として訪れるのだろう。認知症を生きる当事者の方々が記している言葉に聞いていくと，それは日常へのほんの些細な違和感の侵入によって始まることが多いようだ。丹野智文[2] さんは，なぜか人よりも物覚えが悪いな，という感覚を仕事中に覚えたことを記している。また同様に佐藤雅彦[3] さんは，会議の内容は分かるのに要点をまとめることができず，議事録が書けなくなってしまったことを異変の始まりと感じていた。さらに藤田和子[4] さんは，例えば約束を忘れたり，約束していたこと自体を忘れたりなど，看護師として忙しく働く中で何か「おかしいな」という違和感を覚えることが時々起こったと言う。そして，そんな違和感が度重なる異変として感じられていくにつれ，その感覚は徐々に単なる違和感から不安へとシフトしていくこととなる。また，こうした違和感は物忘れなどの典型的なものばかりではなく，特に高齢者の場合には，「自分が自分でないような感じ」

2) 丹野智文「笑顔で生きる」文藝春秋　2017
3) 佐藤雅彦「認知症になった私が伝えたいこと」大月書店　2014
4) 藤田和子「認知症になってもだいじょうぶ」徳間書店　2017

や「頭の中に別の自分がいるような感じ」といった表現や，「ものが見えているのにそこにないような感じ」といった，違和感をうまく言葉で言い表せないことも多いと言う。「何だろう」という自らの状況に対する漠然とした疑問と，きっとストレスに違いないといったような，大きな問題であって欲しくないという不安との間で心が揺れ動く経験をすることも多いようである。

認知症を生きる人に対する大きな誤解として，「本人は何も分かってないのだから気楽だ」，といった類の発言がある。しかし，自分がこれまでとは違うことに最初に気づくのは本人である。今までにない物忘れなどの失敗が増えれば，「何かおかしい」と感じ始める。「言いたいことが頭に浮かんでも，その言葉が思い出せない。その言葉やスペルを捜そうとして辞書を開く。でもその頃には考えたことが消えてしまう」。ある認知症の人はその経験をこう表現する。こうした経験は，自分の身に起こりつつある状況の不確かさゆえに，言葉にならない恐怖や不安を感じているに違いない。彼らは決して，何も分からず，何も気づかず気楽に過ごしているわけではなく，自らに起きている状況を自覚し驚きつつも，何が起こっているのか分からず，また，認知症かもしれないといった不安の中で，日々自らに起きている違和感と戦っているのである。「何も分かっていないから気楽だ」と考えている側こそが，何も知ろうとせず気楽に他人ごとと構えているに過ぎないのである。

（2）家族が感じる違和感

日常の中に入り込んだほんのちょっとの違和感を，そばにいる家族の側でも敏感に感じ取っていることがある。中村成信[5)]さんがスーパーで万引きをして拘留された時，釈放されるご主人を出迎えに行った妻の敏子さんは，「冤罪だよ」と場違いなほどにこやかな笑みを浮かべて話す

5）中村成信「僕が前を向いて歩く理由」中央法規　2011

ご主人の姿に，なぜこんな状況で笑っていられるのかと，異様なほどの違和感を覚えたと言う。また，若年認知症家族会・彩星の会が編集した本[6]には，次のような家族の声が紹介されている。

「母のことを“ちょっとおかしい”と感じるようになったのは，職場の愚痴を聞いても“明らかにお母さんが悪い”ということが多くなり，同じような愚痴を毎日毎日聞かされるようになったからです。こちらもイライラしてしまい，「自分のせいじゃないの」と言って，母ともめるようになりました。今までは喧嘩をしても理屈は通っていましたが，話のはじめと終わりでつじつまが合わなくなり，理屈が全然通らなくなったのです」。また，別の家族は「主人の様子を“何だか変だな”と感じるようになったのは，『ハサミはどこ』，『薬はどこ』と，私より家のことを知っている人が，その都度聞くようになったからです。そのうち『今何時』，『今日は何日』と，何回も時間と日付を聞くようになりました。その頃，家族は主人の変化が分からず，『さっきも言ったでしょ』，『何回も言わせないで』と声を荒げていました。」と振り返っている。

日常生活の中に突然と入り込んでくる違和感の存在に，本人も家族も戸惑いつつ，しかし気にするほどのことでは無いかと流れに身をゆだねている。認知症という旅の始まりは，そんな静かな始まりと言えるのかもしれない。本人や家族がその兆しに気づくきっかけやタイミングは様々であろう。しかし，日々の暮らしの中で感じ始めた違和感，異変，不安が大きくなるにつれ，その正体と相対さなければという意識は家族，本人双方の中で徐々に大きくなるようである。

3. 認知症との対峙

（1）対峙のきっかけ

自分自身の身体的変化に対する反応は様々である。バリバリと働き盛

6）宮永和夫監修　若年認知症家族会「彩星の会」編「若年認知症とは何か」2005 筒井書房

りであった丹野さん[2)]は，上司に注意されながらも物忘れなどの失敗を気づかれないよう，なんとか取り繕って仕事を続けていこうともがいていた。看護師であった藤田さん[4)]は，専門的な知識があったゆえに，自分が日々感じている違和感がアルツハイマー病の症状ではないかと不安に感じていた。また佐藤さん[3)]は，議事録が書けなくなったことを不安に感じ受診したものの，「異常なし」と診断を受け，しばらく休んだ方がいいと２年間の休職を経験している。

自らに起きている状況を冷静に分析して受診する人もいれば，違和感を覚えながらも日常生活をなんとか維持していこうともがく人もいる。また，不安が高じて抑うつ的になる人もいれば，自らの物忘れや失敗などを受け入れられず，周りからの指摘に対し妄想的な考えを抱く人もいる。何れにせよ，自らの身体に起きている変化の予兆を感じつつ，度重なる異変に不安を抱きながら，誰もがどこかのタイミングでその違和感の原因と対峙することとなる。例えば丹野さん[2)]の場合には，きっかけとなった１つの出来事として，エンジニアスタッフの名前が一人も思い出せずショックを受けたことがあったと記している。また佐藤さん[3)]は，２年間の休職後に配送係として仕事を続けていたが，配達先を見つけられなかったり，帰り道で迷ったり，止めた車の場所が分からなくなったり，配達先に台車を忘れてきたりといった失敗を繰り返し，商品を正しく届けたかに自信が持てなくなったことで再受診をしたと言う。

本人同様，家族の反応も様々である。あるご家族は，料理の順番を間違えたり１日に何度も電話してきたりする母親の異変に気がついていたものの，大したことではないと考えていたが，時計が読めなくなっていることを知りショックを受け病院を受診させたと言う。またあるご家族は，奥さんの物忘れが多いことに気がついてはいたが，普通の老化に伴う物忘れだと考えていたと言う。しかし，ある食事の時に「マヨネーズを取ってくれ」と頼んだところ，「マヨネーズってなに？」という返答があり，ただ事ではないと感じ受診に至ったと言う。

こうしたきっかけは人により様々だが，帰り道が分からなくなるといったような生活上での支障や，仕事における業務上での支障など，認知症の定義にある「日常生活の支障」が顕著に現れることが受診への大きなカギになっていることも多い。

（2）受診

何か変だと感じた身体的な変化の原因を求め，多くの場合は医療機関を訪れることとなる。例えばそれは，物忘れクリニックと呼ばれるような場所であったり，大学病院の精神科であったりするかもしれない。そしてそこでは，今までの出来事に関する話を聞かれたり，様々なテストや検査が行われたりすることになるだろう。しかし時にその経験は，釈然としない苦い経験として当事者の中に記憶されていることも多い。藤田さん[4]は，心療内科で脳の異常を指摘された後，脳神経内科で様々なテストを受けたことを記しているが，アルツハイマー病という病名が告げられただけで病気についての説明は何もなく，治療方針も示されないまま経過観察となったことに割り切れない思いを抱いたと言う。また佐藤さん[3]は，検査結果に対して医師から突然アルツハイマー病であることを告知され，ものすごいショックを受け，医師から突き放されたような絶望を感じたと記している。樋口直美さん[7]も，受診したものの検査結果も定かでなく，何の治療も始まらない状況に「早期発見，早期治療なんてそんなものか」と失望を感じたと言う。こうした経験の多くは，医療機関における担当者とのコミュニケーションに原因があったと考えられる。自らの異変に不安を抱きながら医療機関を受診する当事者が，どれだけのストレス下に置かれているかは想像に難くない。丹野さ

7）樋口直美「私の脳で起こったこと」ブックマン社　2015

ん[2]は，違和感の原因が仕事からのストレスだと思って受診したにも関わらず，受診した病院では原因がはっきりとせず，大きな病院を紹介されたことに腹が立ち，再検査に苛立ちながら「あそこはヤブ医者じゃないのか」と怒りを吐き出していたと言う。受診をする当事者たちは，自らの状況に対する不安や恐怖，不甲斐なさや怒りなどの様々な感情を，自分自身でどのように落とし前をつければ良いのか分からない，そうした状況にあると言えるだろう。こうした人たちを医療機関で迎える専門職には，彼らの置かれている状況を，また彼らが抱いているであろう思いや感情をしっかりと推し量り，理解しようとする想像力が求められると言える。そうした想像力に支えられた適切な関わりによってこそ，苦い経験を安心と優しさの経験へと変えていくことが可能となる。

ある認知症を生きる当事者は，病院受診時に受けた問診がとても嫌だったと語っていた。それは，様々に投げかけられる質問に答えられないからだったと言う。会社に行けば貶されて，病院に来てはダメ人間とテストで決めつけられるようで，嫌で嫌でたまらなかったと言うのである。また，できたことがどんどんできなくなり，買い物もできなくなり，数字の区別もできず電話も掛けられなくなり，自分がどんどんとダメになっていくことが不安で，少しのことでも泣けてきた，と言う。呆け老人をかかえる家族の会（現認知症の人と家族の会）が編集した「痴呆の人の思い，家族の思い」[8]という本に，次のような家族の言葉が紹介されている。「妻はお茶入れに失敗し，たたみに散乱したお茶と湯を拭く私の背中をカリカリ掻く。振り向くと目が悲しみでいっぱい。失敗を慰め，始末したのだが，失敗を自覚する妻の悲しみを思うと，いつまでも辛い気もちになる」。周囲からしてみれば，確かに物忘れなどの失敗に対して本人が見せる取り繕いや頑なさを理解し難いこともあるかもしれない。また，自らの失敗を認めずに他人のせいであるかのように

8）（社）呆け老人を抱える家族の会「痴呆の人の思い，家族の思い」中央法規 2004

振る舞うこともあるかもしれない。しかしこうした行動が，認知症を生きる本人自身でもどうしようもないもどかしさ，不安，悲しみの１つの表現であり，また，そうしたもどかしさの中で一番つらい思いを抱いているのが本人自身であることを，周りの人たちがしっかりと想像力を働かせて理解していくことこそが，認知症の本人を支えていくうえでとても重要であることを忘れてはならないだろう。

（３）診断の時

2004年に京都で開かれた国際アルツハイマー病協会第20回国際会議で，本人代表として発言をした越智さんは，47歳頃から物忘れが始まり，会社へ行く道順が分からなくなり始めたと言う。最初は仕事疲れが原因だと感じていたと言うが，道の間違いが日常的になり仕事に支障をきたすようになると，仲間とのトラブルも多くなっていった。結局越智さんは，そのことで仕事を辞めることになったが，むしろほっとしたとその時の経験を語っている。いろいろなことが分からなくなり，できなくなっていく経験が，本人にとってとても大きなストレスとなっていることが分かる。また，53歳で初めて受診をした時は，医師が語る内容はよく分からなかったが，自らの身に起こっていることが病気のせいであったと分かりほっとした，とも語っていた。自らが感じる違和感の原因が明らかになることは，経験してきたトラブルや異変の答え合わせができるため，全てが腑に落ちる安堵感を得られることは間違いないだろう。しかし同時に，その原因が認知症であることの事実が孕む先行きの不確かさは，時に絶望的な思いを当事者に抱かせることもある。丹野さん[2)]は，アルツハイマー病との診断結果を聞いた時，収入は？子供達は？進学は？家族は？もう人生終わりなのか？そんなことが頭の中でぐるぐると回り，ただ「どうしよう」という言葉しか出てこなかったと言う。また，アルツハイマー病のことを調べれば調べるほど，「２年後には寝たきり」，「10年後には死亡」などといった悪い情報ばかりが目につき，絶望的な思いを感じたと言う。また佐藤さん[3]も，アルツハイマー病の診断を受けた後，本を買ったり図書館で病気のことを調べたりしたが，「多くの場合，６年から10年で全介護状態になる」との記述に愕然とし，本を読めば読むほど生きる自信を失っていったと言う。その一方で藤田さん[4]は，アルツハイマー病との診断を聞き，将来への不安も感じたが，自分に起きている症状の理由が分かり納得できたことで，ホッとした気持ちの方が大きかったと言う。また医師から，「今は治すことができないけれど，薬も開発されてきているし，良い状態を保つために一緒に頑張りましょう」と声をかけられたことが，とても大きな支えとなったと回顧している。

4. 診断の先に

（１）旅のガイド

不透明であった状況や違和感の原因を，納得できる明確な形で提示されるとは言え，認知症という診断を受けることが，当事者に少なからぬ衝撃を与えることは間違いない。また，これから何をどうすれば良いのかといった先行きの不透明さから来る不安や恐怖は，告知された当事者でなければ計り知ることのできないものだろう。しかし，認知症の現実として世に流布する数々のネガティブ情報や不透明な先行き以上に，当事者に恐怖と絶望感を与えているものは，診断によって突き放されたように一人で立たなければならない，支えのなさという孤立感でもある。それは，当事者の思いや不安を十分に推し量ることができず，何のケアもサポートもない状況のままに診断名だけが告知されるような場合に起きていることが多い。

認知症の診断を受けることは，違和感に対する答えを得ることで終わる終着点ではなく，認知症と生きる旅がそこから新たに始まるスタート地点と言える。旅の目的地には違いがあるが，これから何が起こるのか，自らの歩みに不安と恐怖を感じる様は，第一子の妊娠が分かった母親のようでもある。それゆえ，例えば妊婦に母子手帳が渡されて出産からその後に至る継続的なケアが提供されていくように，認知症を生きる旅にも，誰とどのようにどこへ向かい，どのようなルートを歩んでいくべきなのか，そのガイドが必要なのである。なぜならこの旅は，ガイド無くして登り切れるような容易い旅ではなく，ガイドなしで旅行者を険しい山へと放り出すことこそが，当時者を早期に絶望のどん底へと突き落とす行為となるような旅だからである。診断によって認知症が早期に発見されることは，認知症を生きる旅を安心して過ごしていくために，ともに旅に出る医療者や家族，介護者や友人といった仲間たちとともに，旅のルートを綿密にねる時間でもある。

（2）家族の思い

認知症の診断は，診断される本人ばかりではなく，その横で一緒に診断を聞く家族にとっても想像を絶する経験であるに違いない。ある家族は，妻が認知症で治らないことを告げられ，「まだ60過ぎなのに……」とショックで愕然としたと回顧する。またある家族は，医師から認知症で治らないと告げられたことがショックで，そんな病気にかかるわけないと，その事実からずっと逃げていたと語っている。別の家族は，認知症で本来の人間性が失われていき，今までの母には二度と戻らないのだと思うと，とても悲しい思いでいっぱいになったと話している。前出の丹野さん[2)]も，妻には心配をかけたくないと思い，平然とした顔で医師の話を聞いていたが，ふと隣を見ると妻が静かに泣いていた，とアルツハイマー病の告知を受けた時のことを記している。

認知症の夫の介護経験を記した「アルツハイマー　ある愛の記録」の著者，アン・デイビッドソン[9)]は，スタンフォード大学で生理学の教授をしていた夫が，自分たちの孫と同じようなレベルでしか話したり考えたりすることができなくなっていく姿をみて，「心に熱い鉄の棒を突っ込まれた」ような気持ちになったと表現している。それが妻であれ，夫であれ，親であれ，本人の身近でともに認知症を生きる経験は，周りで見ている側には推し量ることすら難しいほどに，様々な衝撃，不安，痛み，また苦しみや悲しみを伴う経験となることは間違いない。

呆け老人をかかえる家族の会（現・認知症の人と家族の会）の顧問で医師の早川一光は，次のような言葉を家族の会の記念誌に寄せている。

ふりかえれば，そこに人がいた。
年を重ねてほうけていく人がいた。
生きて生き抜いてほうけていく人がいた。
病に倒れてほうけていく人がいた。
そしてそれを
何とか看取りたいと願う人たちがいた。
何だそれは？　と寄って手さぐる人たちがいた。（後略）

同じく家族会の顧問である中島紀恵子は，「何だそれは？」という早川の言葉は，認知症の人を介護する家族のたぎるような悲しさ・思い・支援への訴え・主張などを表徴した言葉なのだと解説する。アン・デイビッドソン氏の言う「心に熱い鉄の棒を突き刺されたような気持ち」も，まさに「何だそれは？」に込められた様々な家族の思いと訴えの一つであり，彼女もまた，ご主人を何とかしたい，何ができるのかと手探

9）アン・デイビッドソン「アルツハイマー　ある愛の記録」新潮社　2002

っていたに違いない。認知症を生きる家族は，診断された本人とは違う立場で認知症と出会い，向き合い，生きていかなければならない。そうした意味において，家族も日々認知症の旅をともに生きる当事者であり，本人と同じように安心して旅を続けていくための支えを必要としているのである。

5. 支えとなるもの

（1）家族との絆

「僕が前を向いて歩く理由」の著者である中村成信さん[5)]は，若年認知症の当事者である。妻の敏子さんは，ご主人の仕事が無くなり経済的に困窮する中で，家中の全財産をかき集め，これからどうやって暮らしていこうかと子供と相談したと言う。また，光熱費や食費を節約しながら預貯金を切り崩しつつ，成信さんが寝ている夜の時間帯にできるパートはないかと探したこともある。しかし，夫の成信さんには心配をかけまいと，「お父さんが今まで働いてくれたおかげで，蓄えがこれだけあるのだから」，「お金のことは心配しなくていい」と伝えていたと言う。その後，運よく知り合いの紹介で内職の仕事が得られ，夫婦二人で遅くまで作業をする事もあったらしい。また，配達の仕事も紹介をされ，妻の敏子さんが運転をし，ご主人の成信さんがポストへ投函するという仕事も一緒に行うことができ，そうした経験が夫婦の絆を強めることになったと言う。

認知症を生きる家族が遭遇する旅での経験は，診断を受ける時の衝撃に始まり，本人が示す行動にどう関わるかという問題や経済的問題，さらに近隣との関係，老老介護，認認介護などなど様々である。しかし，認知症の本人を含めたその家族という当事者が前を向いてその旅を歩いていくためには，本人と家族との思いが離ればなれであっては難しい。

確かに，家族それぞれに異なる思いがあるには違いない。しかし，どのような状況にあっても１つの家族として在ることの意味を家族成員の一人ひとりが理解しつつ，共通のビジョンを描くことができるならば，それは本人にとっても家族にとっても，明日へと向かう原動力となるに違いない。認知症のご主人をもつ一人の婦人は，父親の認知症のことで自分の将来が気になり，不安になり，口を閉ざしてしまった子供たちを前に，「お父さんは，今まで一生懸命働いてくれたでしょう。そんなお父さんに感謝しましょう」，「楽しい思い出をいっぱい作りましょう」と語りかけたと言う。できる限りの力で認知症と戦っている本人を，また家族を，家族の一人ひとりがお互いに支え合っていくこと。これに勝る当事者支援はないのかもしれない。

（2）認知症を生きる本人の言葉

「自分が不安だった時，周囲から『大丈夫だよ，頑張りなさい』と言われても，『私の気持ちがお前に分かるはずがないだろう。認知症になったこともないのに』と心の底で反発していました。でも，当事者同士で話をすると，同じ病気を背負っているという気持ちがあるせいか，素直に共感することができ」たと丹野さん[2)]は記しています。そして，「当事者の悩みは，当事者にしか分かり得ないものがあるのだと思」うと。そうした思いが元となり，丹野さん[2)]は「おれんじドア」という認知症本人のための相談窓口を2015年に立ち上げている。

認知症に限らず，どのような疾患や障害を生きるにせよ，経験したことのない者がいくら言葉を積み重ねても，経験者の語る一言の重みを超えることはできないのかもしれない。認知症を生きている旅の経験は，これからその旅に出ようとする同志への力強いガイドとなるに違いない。

以下は，認知症の本人である佐藤雅彦さんが，自身のフェイスブックに記している言葉である（http://www.facebook.com/masahiko.sato.522?fref=ts）。本人の了解を得て，以下にその抜粋を紹介する。

・認知症になっても，できなくなることも多いが，できることもたくさんある。
・認知症になると不便なことが増えるが，決して不幸ではない。
・認知症になっても，絶望することなく，生活の仕方の工夫を紹介して，希望をもって生きる。
・認知症になっても，人生をあきらめない。
・認知症への偏見は認知症当事者も信じて生きる力を奪うので，この偏見をなくしたい。
・認知症になったからこそ，他人を気にせず，自分の好きなことをしてもらいたい。
・不便さを乗り越えて，自分の生活を張り合いもつように工夫して，充実した人生を送ってもらいたい。
・自分らしく生き方を模索して，残りの人生，悔いのないよう生きてほしい。
・失った機能を数えたり，歎いたりするのではなく，残された能力を信じて，悔いのない人生を送ってもらいたい。
・認知症になっても，認知症に負けない人生を送ってもらいたい。
・認知症当事者は何も考えられないとではなく，豊かな精神活動を営むことができる人と捉えてほしい。
・認知症当事者を介護の対象だけの存在ではなく，私たちが形成する社会の一員とみとめて欲しい。
・他人と比較することなく，なにができなくとも，自分は価値のある尊い存在だと信じて生活してもらいたい。

6. 自分という存在

認知症のご主人を支えるご家族が書いた手記[10]の中に，次のような話が掲載されている。ある時，認知症のご主人に，「たくさんの思い出を作っても，いつかは忘れてしまう。私のことさえも…」といったところ，ご主人が「たとえ忘れたとしても，由紀子の顔が分らなくなったとしても，俺の心の中にきちんと残っているからね」。そう奥さんに告げたそうである。奥さんはそれを，認知症のご主人からの言葉のプレゼントとして受けとったと語っている。

認知症を生きることは，記憶を無くし，様々なことができなくなっていくプロセスであり，いずれ配偶者のことも子供達のことも，さらには自分自身のことさえも忘れていってしまう。そんな不安を抱くことも少なくないだろう。また家族の側でも，今までともに生きてきた人がまるで別人のようになっていく，そんな気持ちを抱くこともあるだろう。しかし，「俺の心の中にきちんと残っているから」という認知症を生きる本人の言葉を聞く時，最後まで残る「私」の存在を考えずにはおれない。オーストラリアで暮らす認知症のご本人であるクリスティーン・ボーデンさん[11]は，「認知症の人を見れば，人々はただその表面だけを捉えてその人のことを無価値だとか理解する術もないと言いますが，人々はそこに真の人間が，その魂の存在することに気付かないのです。しかし，その存在は常にあるのです。たとえその人が口もきけず目も見えずただ終りを，死を待っているだけであろうと魂は存在しているのです。」と語っている。

認知症を生きる旅の途中で，病状の進行とともに様々な記憶や能力を失っていくことがある。また，「口もきけず目も見えずただ終りを，死

10）北海道認知症の人を支える家族の会「認知症の人と共に暮らして」2008
11）クリスティーン・ボーデン「私は誰になっていくの？」クリエイツかもがわ 2003

を待っているだけ」のような状態となることもあるかもしれない。しかし，きのこエスポワール病院の佐々木医師が「ぼけても心は生きている」と言うように，認知症を生きる人の中に最後まで残る魂があるとするならば，認知症になっても本質的な自己の存在は最後まで失われずに残る，ということなのかもしれない。それをはっきりと解き明かすには，まだまだたくさんの年月と多くの研究とが必要となるだろう。家族や本人の言葉と思いに垣間見る本質的な自己の存在は，認知症を生きる旅をともに歩む仲間たちとの関係性の中で作られていくものであるようにも感じる。信じて，ともに手を携えて歩むその先に，失われることのない自分という存在の証が見出されることを，今は願いたい。

研究課題

1．認知症の予兆から診断，その後と続く過程で揺れ動く本人や家族の思いを確認しよう。
2．診断を経験する本人と関わる時に必要なことは何かを話し合ってみよう。
3．認知症を生きる人にとっての自分という存在について考えてみよう。

引用文献

1. 中西正司，上野千鶴子「当事者主権」岩波新書　2003
2. 丹野智文「笑顔で生きる」文藝春秋　2017
3. 佐藤雅彦「認知症になった私が伝えたいこと」大月書店　2014
4. 藤田和子「認知症になってもだいじょうぶ」 徳間書店　2017
5. 中村成信「僕が前を向いて歩く理由」中央法規　2011
6. 宮永和夫監修　若年認知症家族会「彩星の会」編「若年認知症とは何か」2005 筒井書房
7. 樋口直美「私の脳で起こったこと」ブックマン社　2015
8. （社）呆け老人を抱える家族の会「痴呆の人の思い，家族の思い」中央法規 2004
9. アン・デイビッドソン「アルツハイマー　ある愛の記録」新潮社　2002
10. 北海道認知症の人を支える家族の会「認知症の人と共に暮らして」2008
11. クリスティーン・ボーデン「私は誰になっていくの？」クリエイツかもがわ 2003

7　認知症診断後の生活の変化に対応できる取り組み 1

河野　禎之

《目標＆ポイント》 認知症になっても自分は変わらないのに周りが変わってきてしまう。介護保険サービスは使いたくないという人など様々な人がいるが，その中で地域包括ケアシステムを動かすための先進的な取り組みを紹介する。ここでは，認知症への偏見や誤解に焦点を当て，当事者参画に関する取り組みについて紹介する。

《キーワード》 認知症への偏見や誤解，早期診断，当事者参画，就労支援，自己実現の取り組み

1．はじめに

認知症の診断を受けたとしても，当事者である認知症の人本人にとって「自分は自分のままである」ことに変わりはない。しかし，現状では診断を受けることで「医療」や「介護」の世界にある日突然放り込まれ，診断前とはかけ離れた生活が始まることに戸惑いを感じる人が少なくない。特に認知症の早期診断が可能となった現在，職場や地域，家庭で様々な役割を担いながら認知症の診断を受ける人が増加し，診断後の生活とのギャップが深刻な問題となっている。なぜこのような問題が起きるのか。そこには，「認知症」に対して根強く残る偏見や誤解のほか，当事者である認知症の人本人が不在のまま物事が決められているという本質的な課題を指摘することができる。一方，全国ではこれらの課題を克服すべく取り組みを進めている人々も増え始めている。

この章では，認知症という診断を受けることによりどのような問題が顕在化しているのかを概観し，その本質にある「認知症への偏見や誤解」と「当事者参画」という２つのトピックについて考察する。その後，問題の解決に向けた取り組みとして東京都町田市にあるデイサービスの事例を紹介する。これらを通じて，認知症診断後の生活の変化にも対応することのできる１つ１つの取り組みに必要な視点について理解し，「認知症と生きる」とはどういうことかについて問い直すことを目標とする。

2. 診断を受けるとは？

（1）根強い偏見や誤解

認知症と診断を受けると実際にどのような生活の変化があるのか。まず，診断を受けるとはどういうことかを考えてみる。診断は，薬の処方や入院加療といった何らかの医療サービスを開始するために行われることがほとんどである。特に認知症の場合は，診断を契機に介護保険に代表される介護サービスへと同時につながることが多い。つまり，診断は「認知症」に関する医療・介護などのサービス開始点として位置づけることができる。そのため，これまでも診断後にいかにサービスに切れ目なくつなげられるかについて，多くの取り組みがなされてきた。

このことを認知症施策の面から概観してみる。厚生労働省が2015年に発表した「認知症施策推進総合戦略（新オレンジプラン）」（厚生労働省，2015）の中では，７つある柱の２番目として「認知症の容態に応じた適時・適切な医療・介護等の提供」を掲げ，発症前から発症後の一連の時間経過において「『本人主体』を基本とした医療・介護等の有機的連携により」，「適時・適切に切れ目なく」医療・介護等が提供されることを目指すと明記している（図７−１）。また，そのためには地域ごとに

「認知症ケアパス」を確立することを目指すと示されている。認知症ケアパスとは,「発症予防から人生の最終段階まで,生活機能障害の進行状況に合わせ,いつ,どこで,どのような医療・介護サービスを受ければ良いのか,これらの流れをあらかじめ標準的に示したもの」であり,具体的には図7－2のような概要図とともに,認知症に関する基礎知識や具体的な相談窓口,連絡先一覧などにより構成される場合が多い。加えて,2019年に発表された「認知症施策推進大綱」(厚生労働省,2019)では,市町村における認知症ケアパスの作成率100％を目標として掲げており,診断後をはじめ,認知症の状態像にあわせた支援の体制づくりを徹底しようとしている。つまり,認知症施策としては早期診断により医療・介護などのサービスを切れ目なく提供することにより,これまでの生活をできる限り継続できるように取り組まれていることになる。

では,現実はどうか。表7－1は,認知症の診断を受け,訪問診療を受けながら在宅で生活する認知症の人を対象に筆者らが実施したインタビュー調査の結果の一部である(木之下,河野,水谷,本多,谷口,2012)。この調査は,日常の生活場面で「認知症」のために周囲からど

【基本的な考え方】

早期診断・早期対応を軸に,「本人主体」を基本とした医療・介護等の有機的連携により,認知症の容態の変化に応じて,適時・適切に切れ目なく,その時の容態にもっともふさわしい場所で医療・介護等が提供される循環型の仕組みを実現します。

発症予防
発症初期
急性増悪時
中期
人生の最終段階
住民主体のサロンや体操教室など,地域の実情に応じた取組
認知症の人の生活を支える医療・介護等の提供
本人の尊厳が尊重された医療・介護等を提供

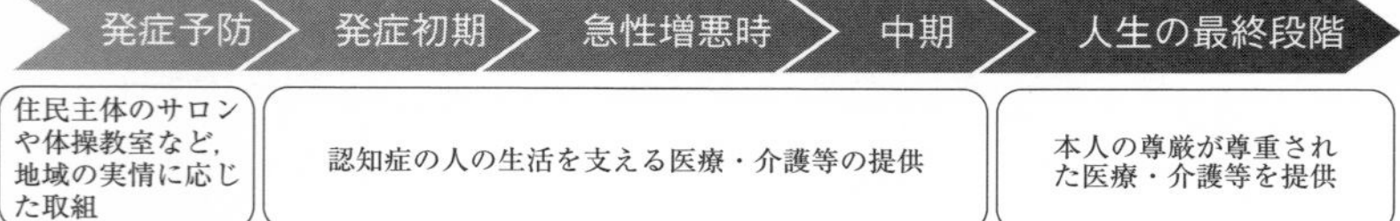

〜容態の変化に応じもっともふさわしい場所で医療・介護等が提供される循環型の仕組みの実現〜

図7－1　新オレンジプランにおける「認知症の容態に応じた適宜・適切な医療・介護等の提供」(厚生労働省,2015より抜粋)

2．サービスや支援の早見表

利用可能な時期を示す帯の端の色が薄くなっているのは、その人の状態によって利用の可否が変わるためです。
サービスの利用に当たっては、ケアマネジャーやお住まいの地域のおとしより相談センターとご相談ください。
また、それぞれの項目の具体的な内容については、次のページ以降をご覧ください。

	認知症の進行度	気づき～軽度認知障害（MCI）	軽度 認知症	中等度 認知症	重度 認知症
	本人の様子、状態など	・もの忘れがしばしばみられ、新しいことを覚えにくいことがある ・いくつかの作業を同時にすることに、時間がかかる ・お金の管理や買い物、書類作成等を含め、日常生活は自立している ・地域の中で活動することができる	・財布や鍵などの物を置いた場所を忘れたり、約束や予定を忘れることが頻繁にある ・同じ物を何度も買ってくることが頻繁にみられる ・買い物や事務、金銭管理、服薬管理にミスがみられるが、着替え、入浴、トイレ等の身の回りのことは自分でできる ・地域の活動に参加したり、つながりをもつことでいきいきと暮らすことができる	・自分のいる場所がわからなくなることが増え、帰れなくなることがある ・季節にあった服を選ぶことが難しくなる ・着替え、入浴、トイレ等がうまくできなくなることがある ・周りのサポートがあると、安心して過ごすことができる	・家族や人の認識が難しくなる ・服の着方や物の使い方がわからなかったり、トイレなどがうまくできなくなり、常に介助が必要になる ・症状が進むと、横になり寝ていることが多くなる ・会話や場面を理解することが難しくなるが、周囲の温かいサポートがあれば安心して過ごすことができる
認知症の人を支援する体制など	相談したい（P9～10）	医師（かかりつけ医・もの忘れ相談医・認知症サポート医）　おとしより相談センター　「もの忘れ相談」　ケアマネジャー			
		認知症の人と家族の会　東京都支部　介護者サポートネットワークセンター アラジン　東京都若年性認知症総合支援センター　若年認知症サポートセンター			
	医療機関を探したい（P11～13）	かかりつけ医　板橋区医師会もの忘れ相談医　認知症専門外来　認知症疾患医療センター　各医療機関			
				板橋区医師会在宅医療センター 療養相談室	
			薬局　訪問診療・訪問歯科診療		
	自宅での暮らしを続けるために（P14～15）	高齢者電話訪問			
		ひとりぐらし高齢者見守りネットワーク事業　民間緊急通報システム　老人クラブ（友愛訪問）　高齢者等宅でのごみの戸別収集			
		高齢者見守りキーホルダー　ヘルプマーク　ヘルプカード　認知症高齢者探索サービス「探せるナビ」　認知症高齢者等外出支援事業「ごいっしょサービス」　介護マーク　介護タクシー			
		ぬくもりサービス　生活支援ヘルパーの派遣　配食サービス			
				理美容サービス	
			訪問介護（ホームヘルプサービス）　訪問型サービス　特定施設入居者生活介護　紙おむつ等の支給 訪問入浴介護　訪問看護　訪問リハビリテーション　居宅療養管理指導		
		日常生活用具給付　家具転倒防止器具取付費用の助成　福祉用具貸与　特定福祉用具購入　居宅介護住宅改修　住宅設備改修費の助成			
	施設を利用したい（P16～17）		通所介護（デイサービス）　認知症対応型通所介護　通所リハビリテーション（デイケア）　地域密着型通所介護		
			短期入所生活介護（ショートステイ）　短期入所療養介護（医療型ショートステイ）		
			小規模多機能型居宅介護　看護小規模多機能型居宅介護　夜間対応型訪問介護　定期巡回・随時対応型訪問介護看護		
			老人ホーム　サービス付き高齢者向け住宅　養護老人ホーム		
			介護老人保健施設　介護療養型医療施設　認知症対応型共同生活介護（グループホーム）　地域密着型特定施設入居者生活介護　介護医療院		
				介護老人福祉施設（特別養護老人ホーム）	
	交流したい（P18）	一般介護予防事業　介護予防・生活支援サービス事業　地域の自主グループ・サロン　いこいの家　ふれあい館　高島平ココからステーション			
		認知症カフェ　若年性認知症家族会 彩星の会（P23）　若年認知症いたばしの会ポンテ（P23）			
	家族の交流の場所、学ぶ場所を知りたい（P19～20）	認知症の方を介護する家族のための講座　認知症講演会			
		認知症の方を介護する家族のための交流会			
		認知症サポーター養成講座（認知症サポーター　高齢者あんしん協力店）　認知症声かけ訓練			
	お金や財産の不安を解消したい（P22）	権利擁護総合相談　地域福祉権利擁護事業　権利擁護専門相談　成年後見制度利用支援			
		板橋区消費者センター　高齢者被害１１０番　高齢消費者見守りホットライン　消費者ホットライン　警視庁総合相談センター　特殊詐欺対策			

図７−２　認知症ケアパスの例（東京都板橋区，2020より抜粋）

表７−１　診断を受けた認知症の人へのインタビュー調査の結果の一部

・認知症と診断された後，いつのまにか付き合いがなくなっていく人がいた。
・認知症の人が社会に交わる機会が少ない。行くところがない。
・行き慣れない場所では，ひとりでは怪訝に思われることがある。
・今でも当事者である自分の声を聞こうとする姿勢すらないと感じてしまうことがある。
・世間が「認知症らしい」姿ばかりをフォーカスしているように思う。出来なくなったことばかりが注目されてしまうが，全体像を見て欲しい。
・今の社会の風潮は「どうせ分からないんだから」「どうせボケているんだから」という側面がある。

（木之下ら，2012より一部抜粋）

のような扱いを受けたかを認知症の本人に聴取したものである。ここに示した，例えば「認知症と診断された後，いつのまにか付き合いがなくなっていく人がいた」，「認知症の人が社会に交わる機会が少ない。行くところがない」に代表されるように，現状では残念ながら診断後に生活が一変し，これまでの生活から分断されたかのように感じる人も多い。その背景には，「どうせ分からないんだから」，「どうせボケているんだから」という認知症に対する世間からの根強い偏見や誤解が横たわっていることも垣間見える。こうして「認知症らしい姿」によって覆われてしまった結果，「当事者である自分の声を聞こうとする姿勢すらない」状況へと，認知症の人を追いやっている現実の一端が示されている。

これらのことをまとめると，認知症施策としては様々な取り組みを進めているものの，診断によって認知症の人のこれまでの生活は大きく変化し，分断すらされてしまう可能性が高いこと，そしてそこには認知症に対する「どうせ分からない」という根強い偏見や誤解が存在することがうかがえる。残念ながら，現在に至るまで，この状況が劇的に改善されたという話を聞くことはない。

（2）早期診断がもたらすもの

上述した認知症に対する根強い偏見や誤解は，認知症の早期診断が進めば進むほど多大な影響をもたらす。早期診断とは，より若い年齢において，あるいは「日常生活ではまだまだ多くのことができる状態」で診断を受けることにほかならない。では，そうした早期診断を受ける認知症の人はどの程度存在するのだろうか。例えば図7－3は，認知症の人と家族の会において実施された，認知症の確定診断時の認知症の人本人の年齢に関するアンケート調査の結果である（日本イーライリリー株式会社，2014)。ここに示したように，４人に１人（24.5%）は64歳以下

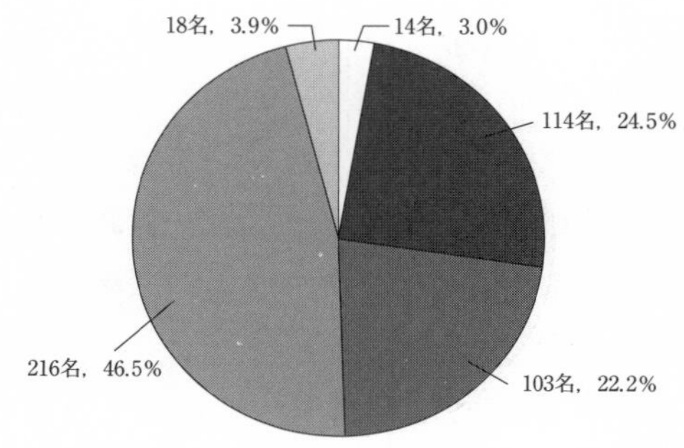

図７−３　認知症の確定診断時の本人の年齢（回答者全員 n＝465）
（日本イーライリリー，2016より著者作図）

表７−２　東京都における若年性認知症の人の人口10万人対の推定割合

・認知症高齢者の日常生活自立度Ⅰ以上の割合：人口10万人対　114.２人
・認知症高齢者の日常生活自立度Ⅱ以上の割合：人口10万人対　82.５人

・認知症高齢者の日常生活自立度Ⅰ：何らかの認知症を有するが，日常生活は家庭内及び社会的にほぼ自立している。
・認知症高齢者の日常生活自立度Ⅱ：日常生活に支障を来すような症状・行動や意思疎通の困難さが多少見られても，誰かが注意していれば自立できる。

※認知症関連疾患（筋萎縮性側索硬化症，多系統萎縮症，初老期における認知症，脊髄小脳変性症，早老症，脳血管疾患，進行性核上性麻痺・大脳基底核変性症及びパーキンソン病）により第２号被保険者となった人を対象とした割合
（東京都健康長寿医療センター，2019より著者作成）

で認知症の確定診断を受けていることが分かる。さらに，表７−２は東京都において実施された，介護保険第２号被保険者（40歳から64歳までの医療保険加入者）に関するデータ分析から算出された若年性認知症の人の人口10万人対の割合である（東京都健康長寿医療センター，2019）。その数値は，約10年前の2009年に厚生労働省の研究班により発表された

(朝田隆，2019）人口10万人対47.6人という数値を大きく越えていることが分かる。これは，若年性認知症の人そのものが増えたと言うよりも，早期診断が進められた結果によるものと言えよう。現時点で，「日常生活ではまだまだ多くのことができる状態」で認知症の診断を受ける人が増えている状況にあることは，明らかなのである。

もちろん，早期診断がもたらす認知症の人への恩恵は疑いようがない。早期診断の本来の目的は，「日常生活ではまだまだ多くのことができる状態」で適切な医療・介護サービスを開始することにより，症状の進行抑制やその後の生活をより安心して迎えられるよう，様々な備えを可能にするためである。しかし，そこに認知症に対する「どうせ分からない」というような偏見や誤解が周囲（あるいは本人）にある限り，認知症の人の意思は顧みられることなく軽視されてしまい（当事者不在），診断後の生活の主体性を大きく制限してしまうだろう。これが，表７–１に示したような，時に「早期診断・早期絶望」と揶揄される現実へとつながっているのである。

（３）求められる取り組みとは

では，「早期診断・早期絶望」ではなく，「早期診断・早期安心」とでも言うべき状況をつくり出すにはどのような取り組みが必要なのであろうか。先に挙げた認知症ケアパスに代表されるような，状態像に合わせた切れ目のない支援の体制づくりはもちろん必要であろう。しかし，本質的な問題は１つ１つの取り組みの質にこそある。先述した東京都の若年性認知症に関する調査（東京都健康長寿医療センター，2019）では，表７–３に示したような認知症の人や家族からの意見が示されている。これらに代表されるように，特に若年性認知症のような，より若く，より「日常生活ではまだまだ多くのことができる状態」で診断を受けた人

表７−３　若年性認知症の人に合った支援について寄せられた本人・家族からの意見

- 軽度の時に通ったり，同じような方で出会える場が少ない，本人に寄り添ってサポートしてくれる人や情報がない・見つけにくい。
- 地域包括支援センターも区の相談窓口も「高齢者」，「おとしより」というネーミングなので抵抗がある。
- デイサービスは高齢者の方が多いので本人に勧めにくい。
- デイサービスが合わず，次のところを自分で探さなければならず心労につながった。

東京都健康長寿医療センター，2019より一部抜粋

にとって，既存の医療・介護サービスはその状態像に必ずしも適切な内容で提供されているとは言えない状況が少なからずある。

なぜ，このようなニーズとサービスの乖離が生まれてしまうのか。その理由の１つに，繰り返しになるが，程度の差こそあれ，認知症の人は「どうせ分からない」，あるいは「何もできない」という偏見や誤解が，介護する家族，支援する医療・介護の専門職，そして社会全体にあることは紛れもない事実であろう（それらは，認知症の人自身の内なる偏見や誤解＝自分は何もできないという思いにもつながる）。既存の多くの認知症の人への医療・介護サービスの内容は，基本的に重度の認知症の人を「標準」として設計されていることが多い。これは，早期診断が確立される以前，つまり2000年前後の介護保険サービス開始時の「要介護高齢者」（より高齢で，より身体的機能にも制限が多い人）に対する取り組みによりサービスが確立されてきたという経緯を指摘することができる。その途中でユニットケアなどの個別対応の概念が導入されてはいるが，基本的には「画一的」で「均質的」な内容のサービスが提供されてきた現実がある。デイサービスで“みんな”で輪になって童謡を歌う利用者の姿や，午後の時間にテレビの前に車いすを移動させられ，ぼんや

りとあたりを眺めている利用者の姿は，日本の至るところでみられる，変わりのない風景なのである。この風景を変えるために求められているのは，「どうせ分からない」，「何もできない」という偏見や誤解から始まった取り組みではなく，「何がしたいのか」，「何であればできるのか」という認知症の人本人の視点や思いに基づいた「当事者参画」の取り組みである。それは若年性認知症の人に限った話ではない。たとえ高齢で身体的にも多くの制限があったとしても，本人の視点や思いに立ち返り，「当事者参画」の取り組みを実践することこそ，真にニーズと合致した本来のサービスの姿のはずである。

3. 当事者が参画する取り組みとは？

（1）DAYS BLG！の取り組み

当事者が参画する取り組み，つまり認知症の人本人が参画する取り組みとは具体的にどのようなものだろうか。先述した新オレンジプランや認知症施策推進大綱では，「認知症の人や家族の視点の重視」を柱として「（施策は）認知症の人やその家族の意見を踏まえ，立案及び推進する」（認知症施策推進大綱），「認知症施策の企画・立案や評価への認知症の人や家族の参画」（新オレンジプラン）と示している。例えば，認知症施策推進大綱では「認知症の人本人が，自身の希望や必要としていること等を本人同士で語り合う『本人ミーティング』の取り組みを一層普及する。市町村はこうした場等を通じて本人の意見を把握し，認知症の人本人の視点を認知症施策の企画・立案や評価に反映するよう努める」とし，市町村などの施策レベルでの当事者参画の取り組みを示している。しかし，１つ１つの医療・介護などのサービスが，どのように「当事者参画」を実現すれば良いのかについては述べられていない。診断を受けた認知症の人にとって最も身近なものとなるこれら１つ１つのサービスにおいてこそ「当事者参画」が実現しなければ，認知症の人を取り巻く困難の本質的な解決には至らないだろう。

こうした状況の中，全国には「当事者参画」の取り組みを実現しようとする人々が存在する。ただし，「当事者参画」を法人や病院，事業所などの理念として掲げるところは無数にある（「本人主体の」や「本人の思いに基づいて」など，表現する言葉は様々であるが）。重要なことは，具体的に何をもって「当事者参画」の取り組みとするのかである。サービスの１つ１つの場面に認知症の人の意思が反映されているか，当事者不在でサービスが設計されていないかという点こそが「当事者参画」の取り組みの根本的な要素であろう。ここでは，その具体的な事例として東京都町田市にあるデイサービス「DAYS BLG！」（以下，BLG）の取り組みを紹介する。

BLGは，NPO法人町田市つながりの開が運営する地域密着型通所介護事業所である。１日の定員は10名であり，町田市と横浜市の境にある住宅街の一軒家（１階部分）を拠点としている（写真７−１）。BLGは，デイサービスとして全国的に有名であるが，その理由は毎日の活動が特徴的だからである。BLGでは，毎日の活動のメニューが基本的に決まっていない。朝，メンバー（BLGでは利用者のことを「メンバー」と呼ぶ）が集まってくると，スタッフとメンバー入り混じって各々がバイ

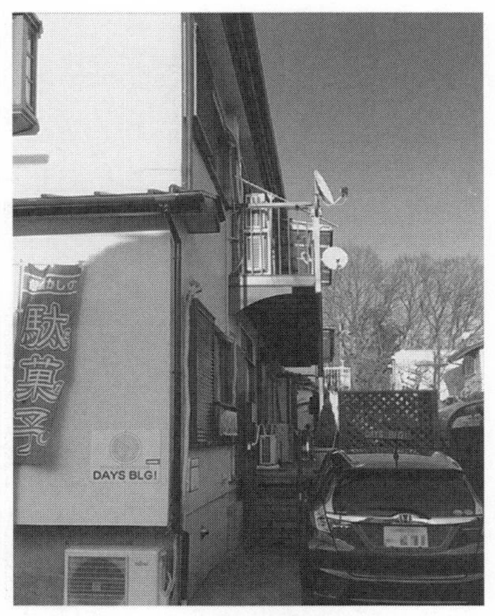

写真７−１　DAYS BLG！の風景（入口）

タルを測定するところから一日が始まる。そして，バイタルチェックが終わると，雑談を交わしているところへホワイトボードがもち込まれ，メニュー表をもとに午前中に何をするかの打ち合わせが始まる。メニューには，例えば「ホンダのカーディーラーに行って展示車を洗車する」や「コミュニティ誌のポスティングをする」，「駄菓子屋の商品の買い出しに行く（BLG では１階の一部で駄菓子屋を開いている）」といった事業所の外に出る活動や，「コミュニティ誌に入れ込むチラシの整理」，「事業所の掃除」，「事業所の領収書の整理」といった事業所の中での活動もある。これらを全員で見ながら，今日はあれをしよう，これをしようと話し合いながら各々が活動を選び，その活動に移行するという流れになる（写真７−２）。BLG の空間には，「当事者参画」を実現するため，当事者が「選ぶ」ことでサービスに主体的に参加できる環境が準備されているのである。

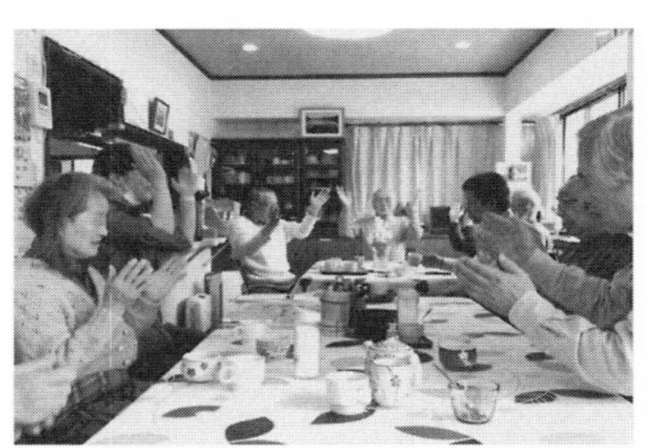

写真７−２　DAYS BLG！の風景
選んだ活動に向かう前に一堂でかけ声を上げる様子

（２）「はたらく」ことの目的

BLG の活動のうち，とりわけ特徴的なものとして「洗車」を挙げることができる（写真７−３）。認知症の人が介護保険サービスを受けながら「はたらく」姿はメディアで取り上げられることも多く，さらにその対価としてお金（有償ボランティアとして）をもらっていることは驚きをもって受け止められることが多い。実際，「『はたらく』デイサービス」として紹介されることがほとんどである。しかし，BLG では「はたらく」ことそのものを目的としているわけではない。

では，何を目的として活動に取り組んでいるのだろうか。そもそも，BLGが「はたらく」ことを活動としたのは，「はたらきたい」というメンバーの思いが出発点にあった。若年性認知症の診断を受けた人，特に男性にとって，既存のデイサービスの枠組みの中で先述したような画一的なサービス（全員で輪になって歌を歌うなど）を受けることは，心情的にもかなり難しいものである。「自分はまだはたらける」，「自分はまだ社会に何かできる」というメンバーから寄せられた声を実現するために，BLGを主宰する前田隆行氏は「メンバーと一緒に」事業所内外でどのような仕事があるのかを話し合い，その１つとして，たまたま当時の事業所の近くにあったホンダのカーディーラーとの交渉を始めたと言う。また，実際にいざ洗車をすることになった時，その作業の全てを一人でこなせないメンバーも含まれていたが，例えばホースでの水かけや雑巾での乾拭きといったように洗車の作業を分解し，どの部分であればやりたいと思えるのか，実際にやれるのかを，メンバーと相談しながら決めていったと言う。その結果，現在ではメンバー一人ひとりがそれぞれに洗車に関わりながら，全体ではチームプレイのように取り組むようになっている。

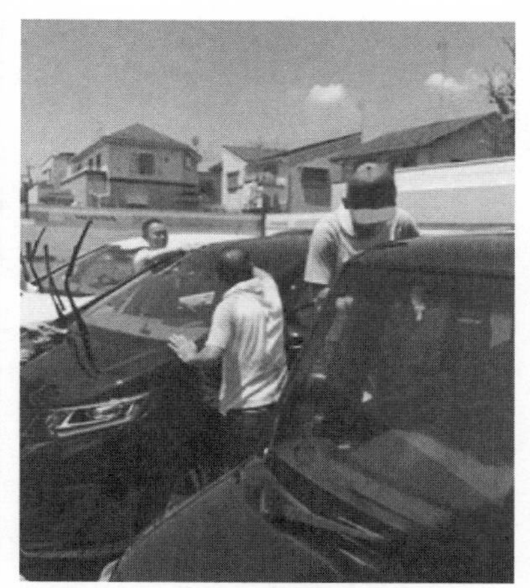

写真７-３　DAYS BLG！の風景
洗車の様子

このように，BLGでは，「はたらく」ことは，あくまでもメンバーの思いを実現した結果であって，「当事者参画」から活動を出発し，活動をどのように実現するかというプロセスもメンバーと一緒に共有している。反対に，当事者不在のまま「働く」ことが目的になると，とにかく「働いてもらう」ために「仕事をさせる」という現象が起こってしまうだろう。それは，極論を言えば「強制労働」となる危険性もある。だからこそ，BLG では「はたらく」ことが強制されることはない。自分たちで「選ぶ」のである（そこには「何もせずにゆっくりする」という選択肢もある)。

上記のことから，BLG では朝の話し合いの時に必ずしも全員が「洗車」を率先して選ぶことがない日もある。おそらく，ほとんどの介護現場では職員が困ってしまう場面だろう。しかし，こうした場面で，BLG ではメンバーの誰かが「誰もやらないのなら，しかたがないから私がやろうか」と言い出し，「あなたが行くのだったら私も行くか」，「○○さんも一緒に行かないか？」などと，メンバー同士で声をかけ合う風景が頻繁にみられる。この風景の意味するところを考えてみると，BLG が「はたらく」ことにどのような目的をもって取り組んでいるのか，その１つの答えが分かる。それは，端的に表現すれば「仲間づくり」である。つまり，BLG では，当事者が「はたらく」という共通の体験を通じて，お互いを「仲間」と認識している。たとえできることは一人ひとり異なっていても，自分が「やりたい」，「やってみよう」と選んだ「はたらく」という活動を誰かとともに体験することで，お互いを認め，「仲間」としてつながりが生まれてくる。「仲間」だからこそ，ごく自然にメンバー同士で声をかけ合うことができるのである。

以上のように，BLG では，「はたらく」ことそのものを目的とするのではなく，「はたらく」ことを通じて，当事者の思いを実現し，さらに当事者が「メンバー」として仲間とのつながりを築いていくことを目的としている。そして，そこには，認知症の人が「どうせ分からない」，

「どうせできない」という存在ではなく，活動に主体的に取り組める存在，貢献できる存在であるという前提に立っていること，だからこそ「当事者参画」が実現できているということを指摘することができる。

（3）取り組みの波及効果

BLGの取り組みをより詳細にみると，「認知症への偏見や誤解」と「当事者参画」に関する気づきをさらに得ることができる。

「洗車」の例に戻ってみる。BLGがホンダのカーディーラーに洗車をやらせてもらえないかと交渉した当初は，「認知症の人が洗車するのは難しいのでは」，「車に傷をつけてしまうのでは」といった点ばかりが強調され，実現にはすぐには至らなかった。しかし，交渉を重ねることで(実に約１年半)，徐々にその偏見や誤解が薄れ，実際にBLGのメンバーに頼んでみようという意識へとカーディーラー側が変化したと言う。そのきっかけの１つとなった象徴的なエピソードとして，ある日「スタッフの方全員でここに来て，事業所に残っている利用者の方は大丈夫ですか？」というカーディーラーの担当者からの問いかけに「今ここにいるのがメンバー（利用者）です。みんなで一緒に来ています」と前田氏が答えたことで，担当者の「認知症」というイメージが変わったという話がある。担当者からすれば，まさか認知症の人が一緒に交渉の場にいるとは考えもしていなかったのかもしれない。しかし，実際に交渉を通じて接した体験から，目の前にいる人は「何も分からない」，「何もできない」という，ステレオタイプの「認知症」の人ではないということを痛感したのだろう。「当事者参画」の重要性は，ここにも表れている。つまり，「認知症への偏見や誤解」がないことが「当事者参画」を実現する鍵となると同時に，「認知症への偏見や誤解」を解く鍵も「当事者参画」にあるということである（図７-４）。

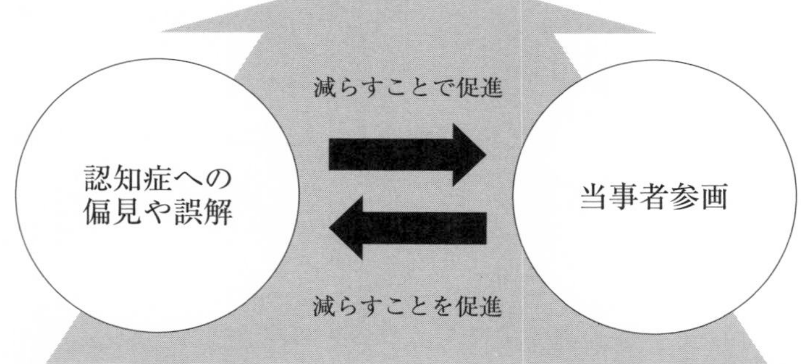

図7－4　「認知症への偏見や誤解」と「当事者参画」の関係性

また，BLGが「ホンダのカーディーラー」で洗車をするということは，単に「事業所外で活動する」という意味では終わらない。先述したような当事者の「自分はまだはたらける」，「自分はまだ社会に何かできる」という思いを事業所の外，つまり社会や地域の場で実現することは，当事者と社会や地域との接点を生むことにほかならない（その象徴となる具体物が「対価となるお金」であろう）。デイサービスという介護サービスを通じて，社会や地域とのつながりを生み出すという効果をもっているのである。そのつながりが，当事者にとっては生きがいとなり，地域や社会にとっては（カーディーラーの担当者がそうであったように）「認知症」を見つめ直すきっかけとなっているのである。

同様のことは，BLGの別の活動からも示すことができる。BLGでは，事業所の一部を「駄菓子屋」として開放している。そこには，学校の帰宅時間になると，子どもたちがどこからともなく集まってくる（写真7－4）。店番はBLGのメンバーがつとめるので，お金のやりとりや，新しい駄菓子の要望への対応，子どものちょっとした悩み相談などを対応することが仕事となっている。それが週末になると，子どもが親を連れて駄菓子を買いにやってくる。はじめは一体どんな駄菓子屋だと構える親も，BLGがどのような場なのかをすぐに理解し，「デイサービスだけど町の駄菓子屋」という不思議な状況を受け入れるようになる。そこには，子どもやその親と当事者とのごく自然な出会いがある。デイサービスが地域へと溶け込み，そこに住む人々とのつながりを生んでいるのである。そして，その出会いを通じて「認知症への偏見や誤解」も緩やかに，しかし確実に剥がれていく。これらは，「当事者参画」の取り組みがもたらす波及効果の一例と言えよう。

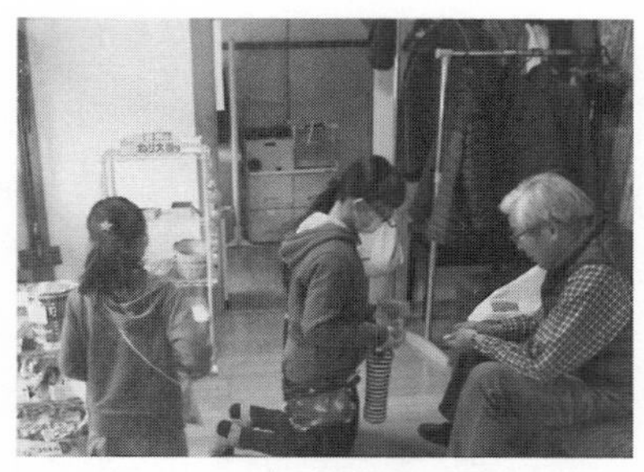

写真７−４　DAYS BLG！の風景
駄菓子屋の様子

4. まとめ

（１）サービスは誰のためのものか

ここまで，「認知症への偏見や誤解」が根強く残ること，そのことは早期診断が可能となった今日においては多大な影響を及ぼすこと，診断後もこれまでの生活を可能な限り継続できるように支援制度や体制は整いつつあること，一方で診断後の１つ１つのサービスは認知症の人のニーズに合致したものが求められていることを概説した。加えて，BLGの事例をもとに，認知症の人のニーズに合致したサービスのためには，「当事者参画」のサービス設計が重要であること，そこには当事者の思いを起点としプロセスも共有するという発想や，「選ぶ」ことのできる環境などの具体的な視点やしかけが必要なことを確認した。これらのことを改めて振り返ると，結局のところ，医療や介護などのサービスは誰のためにあるのかという，最も基本的な問いに立ち返ることになる。

認知症の人に対するあらゆるサービスは，認知症の人の存在を前提とし，その顕在化された，あるいは潜在的なニーズに応えるものであることは疑いようのないことである。このことは，医療・介護の専門職は徹底的に学んだことであり，問われれば当然のように答えられる問いであろう。しかし，毎日の実践の中でどれだけこの問いと向かい合えているのかとなると，残念ながら日本の多くの現場では十分ではない。そこには，繰り返しになるが，「認知症への偏見や誤解」が１つの大きな壁となってしまっている。もう一度，「サービスは誰のためのものか」という問いに立ち返り，その実現のためには「認知症への偏見や誤解」の壁を乗り越え，「当事者参画」が必須となるという認識を共有することが重要である。それは，たとえ重度の認知症の人であって，言語的な表出が難しい人を対象とした場合でも忘れてはならない。「今」は直接的なニーズを発することができないとしても，例えば，その人がどのような人生を送ってきたのか，何を大事にしてきたのかなどを精査し，想像力を駆使してでも真摯にその人の立場に立とうとすること，その姿勢をもって接することが求められるのである。

（2）仲間づくり・地域共生という視点

BLG の事例は，「サービスは誰のためのものか」を問い直す際の，より具体的な視点も示唆している。その１つが，図７−４に示したように，取り組みや活動の目的を「仲間づくり」や「社会参加」と位置づけ，その取り組みや活動をすること自体が目的とならないように設計しているところである。そして，それらに取り組む当事者の姿が，認知症の人も誰かのため，地域や社会のために貢献できる存在であることを力強く表し，当事者の力や地域／社会の意識を変容させていくことを示している。それは，認知症の診断を受けたとしても地域の一員として主体的に存在する，まさに「地域共生」の具体的な風景に続いている。「サービスが誰のためのものか」を考えた時に，それを「個人」のレベルで完結させてしまうのではなく，「つながり」へとごく自然に範囲を広げる視点をもって取り組むことにより，診断後に人や地域／社会と切り離されてしまった認知症の人が，それらとの接点を取り戻すことも実現できるのである。もちろん，診断後にこれらの視点や実践を備えたサービスにスムーズにつながることで，接点を失うことなく生活を続けることができるだろう。

「認知症と生きる」ためには，本来であれば認知症診断後も今までと変わりなく生活を継続できる環境が必要なことは言うまでもない。しかし，そこに至るにはまだ道半ばなのが現状である。本章で取り上げたような，診断後の生活の変化に対応できる取り組みは「点」としてもまだまだ少ない。「点」が全国に増え，それらが「線」となり，「面」となっていかなければ，誰もが「認知症と生きる」ことはできない。その鍵となるキーワードのうち，今回取り上げたのが「認知症への偏見や誤解」と「当事者参画」である。この２つのキーワードを入口に，１つ１つのサービスについて，事業者や専門職などのサービス提供者のほか，家族，そして認知症の人本人も含めてその在り方を問い直すことで，より多くの具体的な示唆を得ることができるだろう。

研究課題

1．認知症の「診断」の意味について考えてみよう。
2．「早期診断」のメリット・デメリットについて考えてみよう。
3．認知症の領域や他の領域（例：障害者）で「当事者参画」について調べてみよう。
4．認知症の人の社会参加について，その他の事例を調べてみよう。
5．認知症の人の仲間づくりや社会参加を実現するための課題と実現することによる効果について考えてみよう。

引用文献

1. 厚生労働省（2015）「認知症施策推進総合戦略～認知症高齢者等にやさしい地域づくりに向けて～（新オレンジプラン）」
https://www.mhlw.go.jp/stf/houdou/0000072246.html
2. 厚生労働省（2019）「認知症施策推進大綱について」
https://www.mhlw.go.jp/stf/seisakunitsuite/bunya/0000076236_00002.html
3. 朝田隆（2019）「若年性認知症の実態と対応の基盤整備に関する研究」平成18年度～平成20年度総合研究報告書：厚生労働科学研究費補助金長寿科学総合研究事業
4. 東京都健康長寿医療センター（2019）「若年性認知症の生活実態に関する調査報告書（概要版）」
https://www.fukushihoken.metro.tokyo.lg.jp/zaishien/ninchishou_navi/torikumi/chousa/pdf/gaiyouban0201.pdf
5. 東京都板橋区（2019）令和２年度版板橋区認知症ケアパス
https://www.city.itabashi.tokyo.jp/kenko/ninchisho/ninchisho/1003763.html
6. 日本イーライリリー株式会社（2014）「認知症の診断と治療に関するアンケー

ト調査　調査報告書」
http ://www.alzheimer.or.jp/webfile/shindantochiryo_tyosahoukoku_2014.pdf
7. 木之下徹，河野禎之，水谷佳子，本多智子，谷口真理子（2012）「地域で生活する認知症の本人およびその家族に対する差別的処遇に関する実態調査―本人の視点から―」平成22年度～平成24年度総合研究所：厚生労働省科学研究費補助金認知症対策総合研究事業

参考文献

1. 国際大学グローバル・コミュニケーション・センター，認知症フレンドリージャパン・イニシアチブ（2015）「認知症の人にやさしいまちづくりガイド：セクター・世代を超えて，取り組みを広げるためのヒント」
http ://www.glocom.ac.jp/project/dementia/wp-content/uploads/2015/04/dfc_guide.pdf
2. 国際大学グローバル・コミュニケーション・センター，認知症フレンドリージャパン・イニシアチブ，人とまちづくり研究所（2018）「認知症の人の「はたらく」のススメ～認知症とともに生きる人の社会参画と活躍～」
http ://www.glocom.ac.jp/project/dementia/777

8　認知症診断後の生活の変化に対応できる取り組み2

河野　禎之

《目標＆ポイント》 認知症になっても自分は変わらないのに周りが変わってきてしまう。介護保険サービスは使いたくないという人など様々な人がいるが，その中で地域包括ケアシステムを動かすための先進的な取り組みを紹介する。ここでは，認知症を社会課題として捉えた事例に焦点を当て，地域づくりの取り組みや仕掛けを紹介する。

《キーワード》 医学モデルと社会モデル，認知症フレンドリー社会，DFC，自治体，地域づくり

1．はじめに

認知症の診断を受けたとしても，当事者である認知症の人本人にとって「自分は自分のままである」ことに変わりはない。そして，認知症の診断を受けたとしても，これまでと変わらず自分の住み慣れた地域に暮らし続けたいと願う人がほとんどである。しかし，現在の地域や社会の構造や仕組みは，認知症の人の存在を前提として設計されていないのが現実である。それは，認知症がこれまで「医学モデル」の枠組みの中で，「疾患／個人」の問題として語られてきたことが大きな要因として挙げられる。住み慣れた地域で暮らし続けたいという当事者の思いを実現するためには，「医学モデル」を補完する「社会モデル」へと社会全体が認識の転換を図り，認知症を「社会課題」として捉え直す必要がある。近年，認知症領域の世界的な潮流の1つに「Dementia Friendly

Community/Society：認知症フレンドリー地域／社会（認知症の人にやさしいまち／社会)」(以下，DFC）という動きがある。このDFCは，まさに「社会モデル」により認知症を「社会課題」として捉え直したものである。

この章では，まず認知症と診断を受けた人が住み慣れた地域で暮らしたいという願いをもちつつ，現実としてどのような課題が顕在化しているのかについて概観する。その後，その解決のために「医学モデル」と「社会モデル」という２つの概念について概説し，「社会モデル」として認知症を「社会課題」と捉えたDFCについて，その概要を説明する。そして，DFCの実践例として福岡県大牟田市の取り組みを紹介し，その事例を通してDFCを進める意味と効果について考察する。これらのことを通じて，認知症の診断後の生活の変化にも対応することができる地域／社会の取り組みに必要な視点について理解し，「認知症と生きる」ことを実現するための，より社会的な視座を得ることを目的とする。

2. なぜ地域での取り組みが求められるのか？

（1）地域で暮したいという思い

あなたが認知症の診断を受けたことを思い浮かべてほしい。診断を受けた後，周囲から「どこで暮らしたいですか？」と問われたとする。その問いに対して何と答えるだろう。おそらく，ほとんどの人は「同じ家で可能な限り暮らし続けたい」と答えるのではないだろうか。中には「ケア環境が整った施設に入りたい」という希望をもつ人もいるかもしれない。しかし，「病院で暮らしたい」や「見ず知らずの土地にある施設で暮らしたい」と積極的に希望する人はほとんどいないだろう。自分のこれまでの人生と，何らかのつながりのある場で暮らすことを望む人

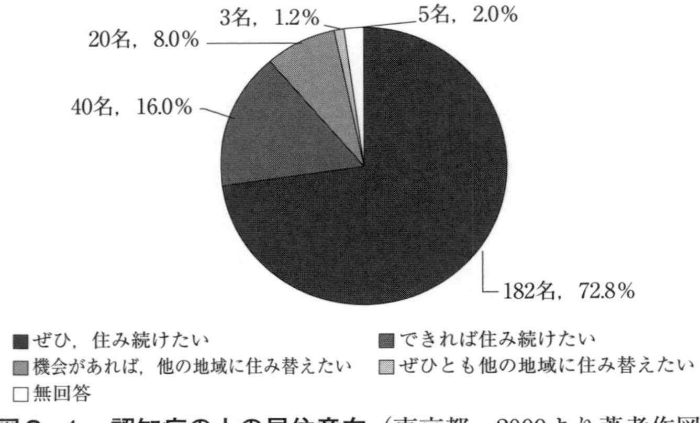

図８−１　認知症の人の居住意向（東京都，2009より著者作図）

がほとんどのはずである。

では，実際に認知症の人はどのような希望をもっているのだろうか。

図８−１は，東京都が実施した認知症やその疑いのある人に対して「あなたは，現在住んでいる地域に住み続けたいですか」と尋ねた調査項目の結果である（東京都，2009)。ここに示されているように，約９割の人が現在住んでいる地域に「ぜひ，住み続けたい」(72.8%)，「できれば住み続けたい」(16.0%）と回答している。また，図８−２は，実際に認知症の人がどこに住んでいるかを，2013年と2016年に調べた東京都の調査結果である（東京都，2017)。ここでは，およそ６割の人が実際に居宅で生活していることが示されている。

これらのことから，多くの認知症の人が住み慣れた地域での生活が続くことを望み，実際に住み続けていることが分かる。誰も自分の今までの人生とは無縁の場所であったり，地域や社会とのつながりが分断されたりするような場所で生活することを望んではいないのである。

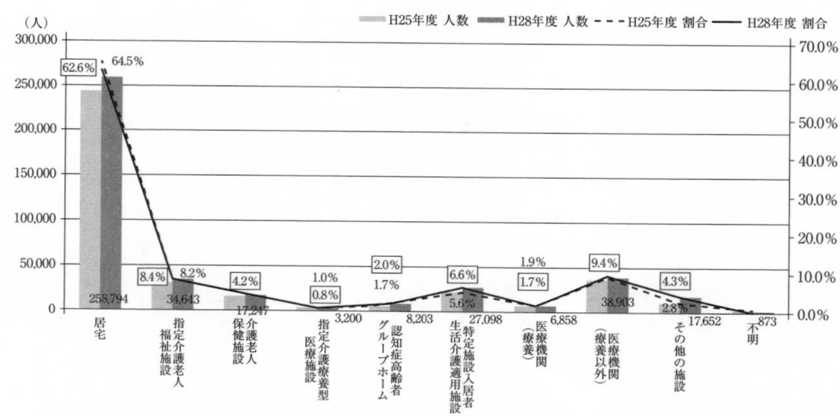

出典：東京都福祉保健局高齢社会対策部「認知症高齢者数等の分布調査」（平成29年３月）

図８−２　認知症の人の居住場所（東京都，2017より抜粋）

（2）認知症と社会モデル

認知症の人の多くがこれまでの住み慣れた地域で生活が続くことを望んでいる。一方，地域の側からこのことを考えてみる。果たして，今の地域や社会は認知症の人が暮らし続けることに対してどれだけの環境が整っているのだろうか。

図８−３は，認知症の人およそ300名に対して，どのような外出や交流の機会が減ったかを尋ねた調査項目の回答結果である（国際大学グローバル・コミュニケーション・センター，認知症フレンドリージャパン・イニシアチブ，2015)。認知症になることで，「友人や知人と会う機会が減った」，「電車バスなどの利用が減った」，「買い物に行く機会が減った」と回答した人は約７割，「外食に行く機会が減った」と回答した人は約６割と示されている。また，同じく図８−３に示したように，日常生活の中で「困っている」，「活動の妨げとなっている」と回答した項目では，「駅構内で迷ったり，適切なバス停を探したりするのが難しい」，

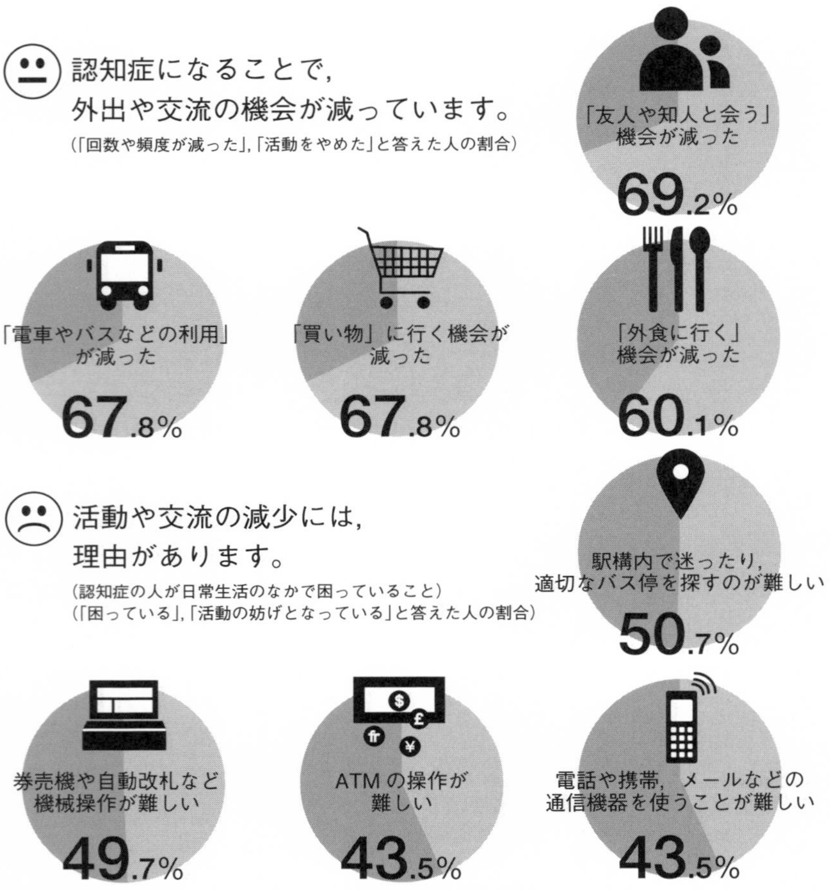

認知症になることで，
外出や交流の機会が減っています。
（「回数や頻度が減った」，「活動をやめた」と答えた人の割合）

「友人や知人と会う」機会が減った
69.2%

「電車やバスなどの利用」が減った
67.8%

「買い物」に行く機会が減った
67.8%

「外食に行く」機会が減った
60.1%

活動や交流の減少には，
理由があります。
（認知症の人が日常生活のなかで困っていること）
（「困っている」，「活動の妨げとなっている」と答えた人の割合）

駅構内で迷ったり，適切なバス停を探すのが難しい
50.7%

券売機や自動改札など機械操作が難しい
49.7%

ATM の操作が難しい
43.5%

電話や携帯，メールなどの通信機器を使うことが難しい
43.5%

図8−3　認知症の人が感じる外出や交流の機会の減少と暮らしづらさの要因
（国際大学グローバル・コミュニケーション・センターら，2015より抜粋）

「券売機や自動改札など機械操作が難しい」と回答した人が約半数，「ATM の操作が難しい」，「電話や携帯，メールなどの通信機器を使うこ

とが難しい」と回答した人が約４割であったことが示されている。

これらのことは，今の地域や社会が，認知症の人にとって決して暮らしやすい状況にはないことの一端を示している。そこには，今の地域や社会がそもそも認知症の人の存在を前提としていないこと，言い換えれば，健康な人を前提として地域や社会のインフラや仕組みが設計されていることが主たる要因としてあることを指摘できる。このことを「医学モデル」と「社会モデル」という障害における２つの概念から考えてみる。

「医学モデル」とは，障害について（この場合は認知症），その現象を個人の問題として捉え，病気・外傷やその他の健康状態から直接的に生じるものであり，専門職による個別的な治療という形での医療を必要とするものとみる概念である（世界保健機構，2002）。つまり，「認知症」を「個人の疾患の問題」として捉え，「病院や施設」で「専門職」が「対応する」ということになる。一方，「社会モデル」では，障害（この場合は認知症）を主として社会によってつくられた問題とみなす。障害（認知症）は個人に帰属するものではなく，諸状態の集合体であり，その多くが社会によってつくり出されたものであるとする概念である（世界保健機構，2002）。言い換えれば，認知症の人そのものに問題の原因と解決を求めるのではなく，認知症による問題は地域や社会といった環境と認知症の人の「間」にあるものとして，その齟齬を埋めるために環境側へのアプローチが不可欠であると発想を転換させる概念と言えよう。

もちろん，認知症に関して医学モデルがまったく否定されるものではない。適切な治療のために医学モデルが果たす役割は不可欠である。しかし，これまでは圧倒的に医学モデルでのみ認知症が語られ続けてきたことも事実である。既に周知のことであるが，認知症に対する根本治療は未だ困難であり，医学モデルのみで認知症を克服することはできない。また，図８−３に示したように，認知症に伴う問題の多くは，地域や社会の側にある「認知症の人を前提としない」発想に基づくものである。そのため，社会モデルによる発想を取り入れ，「認知症の人の存在が前提として考慮された地域／社会」の実現に向けて，社会全体の課題（社会課題）として取り組みを進めることに大きな意義が生まれるのである。

（３）認知症フレンドリー社会

現在，認知症を「社会課題」と捉え直す動きが世界的に活発になっている。これらの動きの中心にある概念は，「Dementia Friendly Community/Society」（以下，DFC）と呼ばれるものである。日本では「認知症の人にやさしいまち／社会」や「認知症にやさしいまち／社会」と訳されることが多い。ただし，「Friendly」を「やさしい」と訳すと，DFCが「認知症の人に優しく接する人が多い」あるいは「認知症の人を優しく見守る人が多い」地域や社会のことを意味するものとして誤解されやすい。そのため，「認知症フレンドリー社会」と呼ばれることも増えている。では，DFCとは具体的にどのような地域／社会を意味するのだろうか。

図８−４は，世界で最もDFCの取り組みを進めている国の１つである英国で，その推進を担う慈善団体であるAlzheimer's Societyが作成したDFCのイメージ図である（Alzheimer's Society, 2013）。このイメージ図が地域や社会全体を舞台としているように，DFCとは「認知症の人に優しくする人が多いまち」という狭義のものではない。例えば，「ビジネスやサービスが認知症の人を顧客として考慮されている」や「（認知症の人が利用するのに）適切な移動手段がある」，「認知症の人の

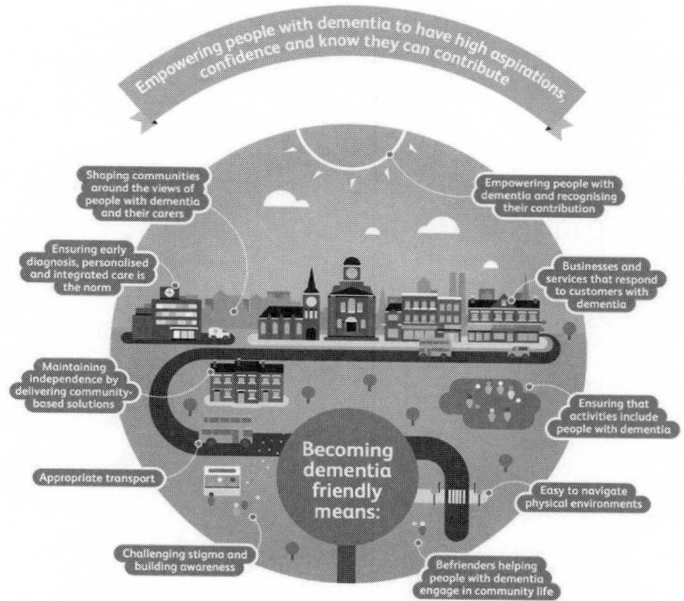

図８−４　Alzheimer's Society による Dementia Friendly Community の イメージ図（Alzheimer's Society，2013より抜粋）

力を後押しし，（地域や社会に）貢献できる存在として認識している」といった文言に代表されるように，DFC とは地域や社会のインフラや仕組みそのものが「認知症の人の存在を前提として考慮されている姿」だと言える。もちろん，認知症のことを積極的に理解し，「認知症の人に優しく接する人」を増やすことも重要である。地域や社会を構成する一人ひとりの意識を変えることは，DFC の実現には欠かせない取り組みだろう。しかし，認知症の人が地域や社会の中で暮らしていくには，特定の人やサービスといった限られた枠組みではなく，地域や社会を構成する様々な要素，それは移動や買い物を含め，地域での生活を構成するあらゆるサービス，インフラ，仕組みなどが，「認知症の人の存在を前提」として設計されている必要がある。DFCとは，それだけ多くの人（これまでは「認知症」に関係のない文脈に位置づけられた人）を含んだ広義の意味をもつ，まさに認知症を社会課題として捉えた概念なのである。

3. 地域での取り組みの実際

（1）大牟田市の取り組み

世界的な動きの中で，近年国内の各地域においてもDFCの取り組みが活発化している。しかし，それらの多くは医療・介護関係者が中心となり，あるいは行政が音頭を取る形で取り組まれ，何らかの意識啓発イベントを開催するという形式になりやすい。限られた範囲の関係者間での取り組みであったり，単発的な取り組みであったりの段階が多いのが現状である。その地域全体を巻き込み，DFCを実現するための具体的な動きを継続的に進めるには多くの壁があることも現実である。では，地域の様々な関係者を巻き込み取り組みを実践している事例では，どのようにそれらの壁を乗り越えているのだろうか。

国内のDFCの取り組みでも，地域ぐるみの継続的な取り組みを進めている事例は複数ある。その中でも，福岡県大牟田市の取り組みは医療・介護・行政の関係者はもとより，警察・教育・商業などの様々な関係者のほか，多くの地域住民を巻き込んだ取り組みとして注目されている。ここでは，大牟田市の取り組みを事例として紹介し，DFCを実現するために必要な視点やしかけ，工夫について考えてみる。

大牟田市は福岡県の南端に位置する，かつて炭鉱で栄えた人口およそ

11万人の地方都市である。65歳以上の高齢者の割合は36％を越え（2019年10月１日時点）（大牟田市，2019），高齢化の現状は全国平均の28.1％（内閣府，2019）を大きく越える状況にある。そうした大牟田市の高齢化の状況がDFCの取り組みを後押しした背景にあるが，これらの状況は多くの地方都市の現状とも少なからず共通するだろう。

そうした状況にある大牟田市が進めるDFCの取り組みは多岐にわたるが，その１つの取り組みが「ほっとあんしんネットワーク模擬訓練」である。この取り組みは，認知症の人が地域で暮らす中で道に迷い，行方不明になってしまうという問題に備えるため，地域全体でのみまもり体制を構築し，実際に機能するかを模擬的に訓練するという取り組みである。現在，全国でも同様の取り組みは多くあるが，大牟田市では2004年に駛馬南校区という１つの小学校区での「認知症徘徊模擬訓練」という名称の取り組みから始まった。それが回を追うごとに「認知症SOSネットワーク模擬訓練」,「ほっとあんしんネットワーク模擬訓練」（以下，模擬訓練）と名称を変えながら，現在まで15年以上継続されている。

次に模擬訓練の具体的な内容を概観する。大牟田市の模擬訓練は，市内の全小学校区ごとに開催され，参加者には市内の医療・福祉の専門職，市役所や社会福祉協議会の職員のほか，地域の民生委員，小学校の教員や生徒，中学生や高校生，中には最近物忘れが気になり始めたという高齢者も含まれる。そして，参加者は道に迷った認知症の人の役（当事者役），当事者役の人への声かけを地域住民に促す役，声かけをしてくれた地域住民へ事後説明をする役など，それぞれに役割が割り当てられる。そして，表８−１に示したような流れで地域に出て模擬訓練を実施する（2018年の白川校区での例）。実際の訓練風景を写真８−１に示したが，参加者（地域住民を含む）は道に迷った人（あるいはその可能性

表8-1　大牟田市「ほっとあんしんネットワーク模擬訓練」の具体的な流れ（2018年白川校区での例）

1）校区ごとに拠点（体育館等）に集まり，受付をする（血圧と体温を測定して健康チェックも実施）。
2）模擬訓練の目的やこれまでの経緯，実際の模擬訓練の進め方について参加者へ説明する。
3）校区の中でもさらに地区ごとに細分化されたグループに分かれ，役割分担を確認する。
4）グループごとに町に出て，道に迷った当事者役の人が地区を歩きながら，地域の人から声をかけられるのを待つ，あるいは町の人へ呼びかけて当事者役の人への声かけを促す（戸別訪問をすることも）。
5）当事者役の人と地域住民とのやりとりの後，事後説明として訓練の趣旨の説明や道に迷った認知症の人を見かけた時の対応方法が書かれた冊子とカードなどを地域住民に渡す。
6）一連の様子を記録係が記録し，地区を一通り回った後に最初の拠点に戻る。
7）全体の反省会を行い，次回に向けた課題を共有する。

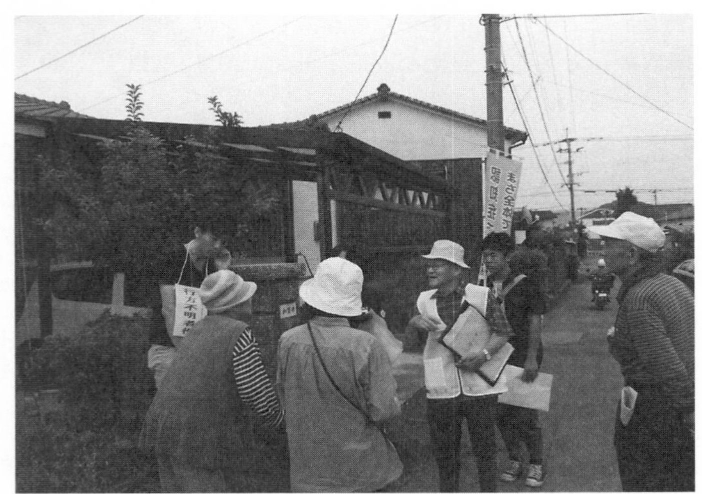

写真8-1　大牟田市「ほっとあんしんネットワーク模擬訓練」の実際の様子（2018年白川校区での例）

のある人）への声のかけ方や連絡方法などの具体的な行動と手順を，地域の場の中で確認することになる。これらを全19箇所の校区でそれぞれに行うことで，市全体では2,000人以上が参加する，まさに地域ぐるみの取り組みとなっている（平成30年度の参加者数は2,617人）。

（２）ネットワークを構築する目的

ところで，大牟田市の模擬訓練は，具体的に何を目的として掲げているのだろうか。それは，①認知症の人と家族を地域で見守る，②行方不明になった時に迅速に保護できるネットワークを構築する，③認知症の人が安心して外出できるまちをつくる，の３つである。つまり，大牟田市の模擬訓練は「ネットワークを構築すること」だけを目的としているわけではない。認知症の人を「地域で見守る」具体的な枠組みとして「ネットワークを構築」し，その先にある「認知症の人が安心して外出できるまちをつくる」ことを目指しているのである。全国で実施されている同様の取り組みの中には，「ネットワークを構築する」こと自体が目的となっていることが少なくない。極端な例を言えば，「連絡網／連絡先一覧をつくる」ことで終わってしまっている場合もある。それでは限られた関係者のみでの単発的な取り組みとなり，地域への広がりや継続性につながることは難しいだろう。では，大牟田市の目的意識はどこから生まれ，どのように共有されたのであろうか。

そもそも，大牟田市は2001年頃から認知症関連の取り組みを始め，本人交流会や家族会などを実施していた。それらの取り組みを進めるにつれて見えてきた課題が，「地域住民と一体となって認知症の人を支えることができていない」という気づきだったと言う。例えば，入院している認知症の人が退院後に自宅に帰りたいと言っても，家族と介護保険の利用だけでは退院後の暮らしを支えきれない状況にあった。そこで，地域で認知症の人を支えるための体制をどのようにつくり上げるかについて議論を重ねた結果，実際に地域で起こっていた問題であった認知症の人の「行方不明」という課題を起点として，地域のネットワークづくりと啓発活動を始めることになったと言う。2007年から訓練を開始した大牟田市白川校区にある白川病院のソーシャルワーカーである猿渡進平氏によると，取り組みの当初は，「認知症の人は病院や施設で面倒をみるべきであって，なぜ住民が面倒をみる必要があるのか」という地域住民からの反応があったと言う。しかし，地域の人たちと対話を継続していく中で，徐々に認知症の課題は自分たちの身近な話でもあると認識に変化が生まれたとのことだった。それは，大牟田市の高齢化率が当時でも35％を超える状況にあり，地域には多くの高齢の人が暮らしているという現実と，認知症の人が安心して暮らせるまちをつくることは，そうした高齢の人（将来認知症になるかもしれない自分たち）にとっても安心して暮らし続けられるまちにつながると理解されるようになったからだと言う。そして，模擬訓練への参加の呼びかけを地区単位，戸別単位で地道に続ける中で，なぜ模擬訓練が地域に必要なのか，認知症の人が今どのような状況に置かれているのか，そもそも認知症とはどういうものなのかといった内容についても地域住民と対話を重ね，意識啓発も同時に進めたと言う。これらの地道な活動を通じて，地域住民が個人として参加する意味（例：家族や自分のために参加する）を見出すとともに，既に各地区にあった民生委員や自治会などの組織が取り組む意味（例：誰もが安心して外出できるまちづくりのために参加する）を見出し，模擬訓練の取り組みと協働する動きが生まれ，それらが模擬訓練の活動の広がりと継続性へとつながったとのことだった。

以上をまとめると，大牟田市の模擬訓練は，図8-5に示したように，単なる「ネットワークの構築」のための取り組みではなく，最終的に

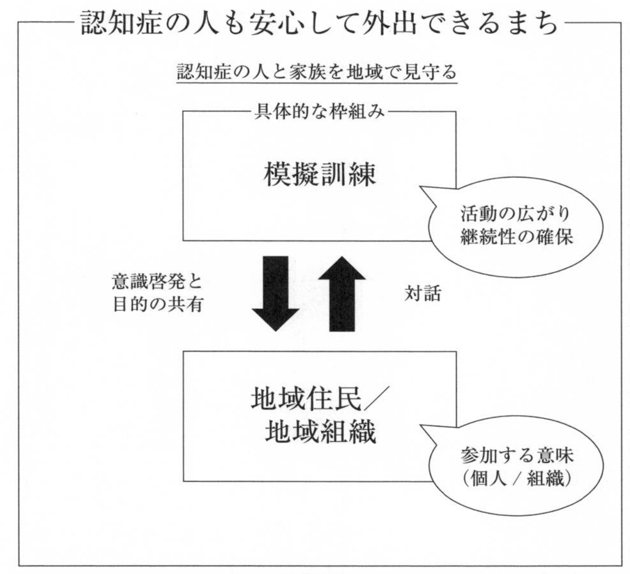

図８−５　大牟田市の模擬訓練を通じた地域との関係性

「認知症の人が安心して外出できるまち」を実現するという目的を明確にし，そのために「ネットワークの構築」があることを地域全体で共有しているところに特長がある。そして，そこに参加する人が，それぞれに参加する意味をもてるように１つ１つのプロセスを地道に重ねていることも重要な点である。

（３）取り組みの効果

ここで，大牟田市の模擬訓練を含む取り組みが地域に何をもたらしたのかについて考えてみる。そのための一例として図８−６を示す。図は白川校区にある病院の在宅復帰率の推移を表しているが，模擬訓練などの取り組みを開始して以降，５年間で在宅へ退院する人の割合が２倍以

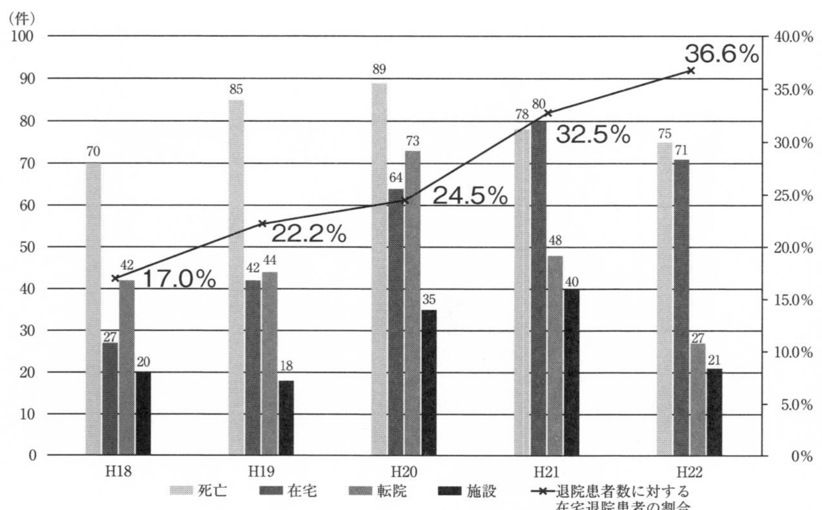

図8-6　大牟田市白川校区にある病院（静光園白川病院）の在宅復帰率

上になったことが分かる。この病院は，入院患者の多くが80歳以上の認知症を有する高齢者であり，地域で再び暮らすことは難しいと判断される人が多かったと言う。しかし，地域や社会の環境が変わることで，住み慣れた地域での暮らしへの復帰が可能になり，在宅への退院が増加したことを数値として示している。先述した白川病院の猿渡氏によれば，模擬訓練などを通じて地域住民の中に「認知症の人と地域で一緒に暮らすには何ができるのか」という意識が芽生え，病院での退院前のカンファレンスに地域住民が参加するまでになり，地域での見守りなども担ってくれるようになったと言う。また，地域にある町内会や民生委員を巻き込んで模擬訓練を取り組むようになってから，白川校区ではNPOを立ち上げて地域一丸で活動する動きにもつながったとのことであった。模擬訓練を通じて構築されたネットワークが，より身近な生活の場としての地域まで根を下ろし，自立的に活動が展開され，着実な成果へと結

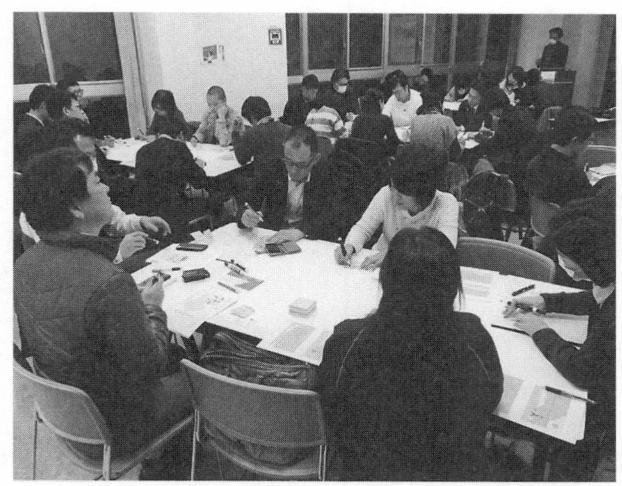

写真８-２　大牟田市で行われた市内の介護事業所と企業などとのワークショップの様子

びついている姿が見える。

模擬訓練を通じて構築されたネットワークは，現在では他の取り組みにも波及している。例えば，認知症の人の「はたらく」という社会参加の場を大牟田市でどのように準備できるのかという取り組みにも模擬訓練で構築したネットワークが活用されている。実際に大牟田市では，「地域のもったいないこと（リソース）」と「困っていること（ニーズ）」をうまく組み合わせることで認知症の人の「はたらく」場を実現しようとワークショップを開催した（写真８-２）。これは，模擬訓練で構築したネットワークを中心に市内の介護事業所や企業などに参加を呼びかけ，両者のリソース（例：事業所には仕事を通じて社会とつながりたい認知症の人がいる）とニーズ（例：企業には様々な仕事があるが人手が足りない）をマッチングすることで，認知症の人の社会参加と地域の困りごとの解決を図ることを目指したものであった（国際大学グローバル・コミュニケーション・センター，2018)。模擬訓練という1つの具体的な枠組みをもとに，DFC という大きな目的に向けて活動が広がりをみせているのである。模擬訓練が単なる「ネットワークづくり」のためではなく，「認知症の人も安心して外出できるまちづくり」のためにあるという大きな目的が共有されているからこそ実現しているのだろう。

4. まとめ

（1）忘れてはいけない視点：当事者参画

ここまで，認知症の診断を受けたとしても多くの人が住み慣れた地域で暮らし続けたいという願いをもっていること，しかし，地域や社会の側に立って考えてみると，決して現状は暮らしやすい状況とは言いがたいこと，そこには「認知症の人の存在を前提としていない」現実があり，その解決のためには「医学モデル」だけではなく「社会モデル」から認知症を「社会課題」として捉え直す必要があることを述べた。そして，認知症を社会課題として捉え直した概念として DFC があること，DFC とは「認知症の人に優しく接する人が多い地域／社会」ではなく，「認知症の人の存在を前提」としてサービスやインフラ，仕組みなどが設計された姿を意味することを概説した。最後に福岡県大牟田市の取り組み，特に模擬訓練を中心に紹介し，地域を巻き込むためには取り組みの目的を明確にし，それを地道に関係者や地域住民と共有することの重要性と，そのためには「ネットワークづくり」そのものを目的とするような短期的で限定的な目的ではなく，より多くの地域／社会の人と共有できるような目的の設定が求められること，そしてネットワークを構築した後，そのネットワークを身近な地域へ下ろし，自立的で継続的な活動へと展開していくことの必要性を確認した。

これらをまとめると，認知症の人が住み慣れた地域で暮らし続けることができるDFCを実現するためには，地域や社会を構成する様々な領域の人の協働が必要なことが分かる。しかし，ここで最も重要で忘れてはならない視点がある。それは，認知症の人の視点である。DFCが「認知症の人の存在を前提」とした地域／社会であれば，そこに当事者の視点，当事者の参画がなければ，まったく空虚なものになってしまうだろう。DFCの取り組みにおいても，周囲の人々（多くが「支援者」）がお祭りのように盛り上がっている一方で，認知症の人が置き去りになってしまっている場面を見かけることは珍しいことではない。認知症の人はDFCにとって欠かせないリソースである。なぜなら，「認知症」という世界を体験しているのは認知症の人だけであり，その体験こそがDFCを実現するための様々な気づきを与えてくれるからである。私たちはその意味を改めて認識する必要があるだろう。

（2）「認知症フレンドリー社会」の先にある未来

最後にDFCが実現した風景を想像してみる。繰り返しになるが，「認知症の人の存在が前提として考慮された地域／社会」である。その風景を構成しているサービスやインフラ，仕組みは，記憶や見当識，とっさの判断力などが低下していたとしても安心して暮らし続けることができるように設計されている。そうした地域／社会は，認知症の人だけが暮らしやすいものだろうか。おそらく，他の多くの人にとっても暮らしやすいものだということは直感的に理解できるだろう。例えば，認知症の人が安心して買い物ができるスーパーがあったとする。サービスカウンターに申し出れば買い物サポーターがやってきて，ゆっくりと話しを聞いてもらいながら一緒に商品を選んでくれる。あるいは，レジではゆっくり会計を済ますことができる「スローレーン」があり，小銭やクレジットカードのやりとりも，認知症に関する知識や接遇を学んだ店員が笑顔で対応してくれる。これらのサービスは，実際に英国や日本の一部の地域で始まっている取り組みであるが，そういったサービスは，認知症ではないものの，認知機能に多少の不安を感じる多くの高齢者にとっても利用しやすいものだろう。あるいは，障害を有する人や，子ども，妊娠中の女性，外国からの人々にとっても同様かもしれない。DFC は，「認知症」に限った話ではないのである。

DFC を地域で推進する時の 1 つの壁が，「なぜ認知症だけなのか」という反応である。地域や社会には，子どもや障害者，外国人，貧困問題など，それこそ無数の課題が山積している。それらの課題はどうするのかという問いかけである。そこで DFC に取り組む人々が描かなければならないのは，DFC が認知症の問題だけではなく，他の地域／社会課題の解決にもつながっているという新しい「絵」である。別の見方をすれば，「認知症」の課題を解決するには，必ずしも「認知症」がきっかけではないかもしれない。例えば，障害者の課題を解決するために実施された取り組みが認知症の課題を解決することもある。公共施設などのバリアフリー化の取り組みは，まさにこのことに合致する。段差がなく，標識が見やすく，移動しやすい公共施設は認知症の人にとっても利用しやすいものである。「認知症と生きる」ことができる地域／社会は，誰にとっても暮らし続けることができる未来へつながっていることを忘れないようにしたい。

研究課題

1．認知症の診断を受けた後，自分がどこで暮らしたいかを考えてみよう。
2．「医学モデル」と「社会モデル」について，それぞれの長所・短所について考えてみよう。
3．全国の模擬訓練の実施状況について調べてみよう。
4．海外や国内の DFC に関係する取り組みについて調べてみよう。
5．具体的な DFC の取り組みを１つ取り上げ，その取り組みが認知症以外の人にどのような影響を与えるかについて考えてみよう。

引用文献

1. Alzheimer's Society（2013）「Building dementia-friendly communities : A priority for everyone」
https ://www.alzheimers.org.uk/sites/default/files/migrate/downloads/building_dementia_friendly_communities_a_priority_for_everyone.pdf
2. 国際大学グローバル・コミュニケーション・センター，認知症フレンドリージャパン・イニシアチブ（2015）「認知症の人にやさしいまちづくりガイド：セクター・世代を超えて，取り組みを広げるためのヒント」
http ://www.glocom.ac.jp/project/dementia/wp-content/uploads/2015/04/dfc_guide.pdf
3. 国際大学グローバル・コミュニケーション・センター，人とまちづくり研究所認知症フレンドリージャパン・イニシアチブ（2018）「認知症の人の「はたらく」のススメ～認知症とともに生きる人の社会参画と活躍～」
http ://www.glocom.ac.jp/project/dementia/777
4. 世界保健機構（2002）「ICF 国際生活機能分類─国際障害分類改定版─」中央

法規出版.
5. 大牟田市（2019）【年齢別】大牟田市住民基本台帳人口の推移（令和元年10月1日）.
http ://www.city.omuta.lg.jp/common/UploadFileOutput.ashx?c_id=5&id=6470&sub_id=9&flid=54027
6. 東京都（2009）東京都在宅高齢者実態調査（専門調査）
https ://www. fukushihoken. metro. tokyo. lg. jp / zaishien / ninchishou _ navi / torikumi/chousa/zaitaku_kourei/index.html
7. 東京都（2017）東京の高齢者と介護保険　データ集
https ://www.fukushihoken.metro.tokyo.lg.jp/kourei/shisaku/koureisyakeikaku/07keikaku3032/07sakutei/iinkai01.files/13.pdf
8. 内閣府（2019）令和元年版高齢社会白書（概要版）
https ://www8.cao.go.jp/kourei/whitepaper/w-2019/html/gaiyou/index.html

参考文献

1. 徳田雄人（2019）「認知症フレンドリー社会」岩波新書

9　公的制度による認知症のサポート

山川　みやえ

《目標＆ポイント》　認知症は早期から介護保険の利用が進められているが，本人にとってより良い公的制度の利用の仕方，多職種連携とその課題について述べる。

《キーワード》　介護保険，多職種連携，介護サービス，ケアマネジメント

1．介護保険の理念と認知症の矛盾

介護保険制度は，2000年に制定された公的保険であり，病気とともに生活するために，日常生活を保険でサポートしようというものである。介護保険と言うと，食事介助，排泄介助，入浴介助などの基本的な生活行動を介助するものというイメージが大きい。しかし，実は介護保険の理念は，そのイメージとは異なる。表9-1にその内容を一部掲載した。

表によると，介護保険は，「その有する能力に応じ自立した日常生活を営むことができるよう，」とあるため，介助を受けるだけのものではなく，自立支援をサポートするものである。また，同じく表の第四条に国民の努力と義務という内容にも，「国民は，自ら要介護状態となることを予防するため，加齢に伴って生ずる心身の変化を自覚して常に健康の保持増進に努めるとともに，」とある。つまり，その時の状態に応じて最大限努力して，介護保険サービスに依存しないということである。サービスを受ける側の努力も必要で，サービス提供側も利用者がサービスに依存しないように働きかけることが必要で，自立支援が介護保険の

表９−１　介護保険制度の総則（抜粋）

第一章　総則 （目的） 第一条　この法律は，加齢に伴って生ずる心身の変化に起因する疾病等により要介護状態となり，入浴，排せつ，食事等の介護，機能訓練並びに看護及び療養上の管理その他の医療を要する者等について，これらの者が尊厳を保持し，その有する能力に応じ自立した日常生活を営むことができるよう，必要な保健医療サービス及び福祉サービスに係る給付を行うため，国民の共同連帯の理念に基づき介護保険制度を設け，その行う保険給付等に関して必要な事項を定め，もって国民の保健医療の向上及び福祉の増進を図ることを目的とする。 （国民の努力及び義務） 第四条　国民は，自ら要介護状態となることを予防するため，加齢に伴って生ずる心身の変化を自覚して常に健康の保持増進に努めるとともに，要介護状態となった場合においても，進んでリハビリテーションその他の適切な保健医療サービス及び福祉サービスを利用することにより，その有する能力の維持向上に努めるものとする。

理念である。

しかし，この自立支援は認知症では，どのように働きかけることになるだろうか。認知症の状態にある病気の多くが進行性の病気である。進行し，徐々にいろいろなことができなくなる中で自立支援という理念をもとに支援者が関わることは，一見相反することのように見える。公的介護保険制度を認知症の人に活用することは非常に大きなチャレンジであるということだ。

介護保険サービスを利用する時に必要となるのがアセスメント能力である。アセスメントとは，対象となる人を，病気だけではない年齢，社会背景などのあらゆる角度から捉え，対象者の状態を詳細にできるだけ正確に把握したうえで，適切なケアを提供できることを目指すものである。その中で，認知症は数ある病気の内の１つとして扱っている。利用者は認知症以外の病気や障害もあるため，認知症だけに目がいきがちであるが，そうなってはいけない。ほかの病気と同様に認知症の特徴的な症状，使用されている薬剤，観察項目なども把握することが重要である。

2. 効果的なアセスメントのための意思決定支援の重要性

アセスメントはどのように進めれば良いだろうか。ここで認知症の定義を再度考えてみる。医学的には，認知症とは，「一度発達した知能が，脳の部位が変化することにより，広い範囲で継続的に低下した状態（大熊輝雄『現代臨床精神医学』2013年金原出版）」であると定義される。知能とは知的能力のことで，言語能力，記憶能力，実行機能，判断能力などから成っており，生活するために必要不可欠な能力を指す。そのため，知能が広い範囲で継続的に低下した状態とは，生活に徐々に影響が出始めることを意味する。従って，認知症と診断されたら，その後徐々に生活がうまくいかなくなることを視野に入れながら，必要な支援を適時に構築することが必要である。

個別の状況に合わせて，利用者が徐々に自分の知能が失われていくプロセスの中にいる人であることを認識し，最初はできるだけ発症前の生活に近い生活をどれだけ維持できるかがポイントだ。認知症は病気の1つなので，病気とうまく付き合いながら生活していく方法を，診断された人，その人を支えるパートナーがともにイメージできるようにすることが不可欠である。診断された人とそのパートナーがともにイメージをもつということが不可欠であるが，それは可能だろうか。

認知症では，早期発見・早期対応が認知症の診療やケアのスタートとして重要である。早期発見できれば，初期には認知症のある人も自分の状況を十分に理解できることがほとんどであるため，自分が生活上で大事に思っていることなどをパートナーと話あっておく必要がある。認知症になった人にこの先の話をすることは酷ではないかという意見もあるが，一度しかない人生の中で，自分の意思をできるだけ自分の生活に反映させることは重要だ。進行してしまい，本人が何を思っているのか，大事にしているか分からないまま，栄養摂取方法や最期をどのように迎えたいかなどの重大事項を本人ではない人が決断することは避けたい。そのため，常に意思決定支援も含めて介護保険制度を利用できるようにすることがアセスメントをするうえで必要である。意思決定支援は関わる者が随時していくことが良いが，介護保険サービスの中で一番うまく活用できるのはケアマネジャーの立場ではないか。以下では，ケアマネジャーの役割を中心に，意思決定支援の在り方を考察する。

3. 認知症の人の意思決定支援のためのケアマネジャーの役割

認知症の診断を受けた後，介護保険あるなしにかかわらず，速やかに多職種連携チームを認知症の人本人，家族などの重要他者を含めて立ち上げることが重要である。多職種連携をうまく活用するには，やはりマネジメント力が重要である。認知症の症状によって，認知症の本人や家族が疲労困憊していく中で，ケアプランを作成しなければならないが，その過程で，適切なアドバイスや情報提供，介護保険サービス事業所の選定，紹介などをすることがケアマネジャーの役割である。

ケアマネジャーの役割の中で最も重要であることは，たとえ一人暮らしで身寄りがない者だとしても，その人が住み慣れた地域の自分の家でできる限り生活を継続するために，早期から認知症の本人の意思を逐次確認しながら進めることである。

意思決定支援を考えた時に，アドバンスケアプランニング，つまり「人生会議」が常に関連してくるので説明する。

2019年11月に「人生会議」の啓発，普及という文書が厚生労働省から出された（厚生労働省 https://www.mhlw.go.jp/stf/newpage_02783.html）。人生会議とは，もしもの時のために，あなたが望む医療やケアについて前もって考え，家族などや医療・ケアチームと繰り返し話し合い，共有する取り組みのことである。人生会議は，食べられなくなった時にどうしますか，最期はどこで迎えたいですかなどの重めの項目が多いが，そんなに仰々しくなくてよく，むしろ日々の生活の中で大事にしたいこと，大事にしたい人などについて普段から聞きとり，関係者で認知症の本人の気持ちを尊重しておくことで達成できるものと思われる。この意思決定支援は，時には難しいことも多い。早期発見と言っても，現実的には，診断がついた時に，既に認知機能低下しており，病気の理解が十分に得られない場合があるからだ。しかし，聞きとりができないからと言ってあきらめることなく，根気よく本人が理解しやすい説明をすることが大切である。そしてそれは多職種で行うことが重要であるが，介護保険サービスを考えるうえでは，ケアプランを作成するケアマネジャーが本人の意思を確実に把握しておく必要がある。

ケアマネジャーにもいろいろな人がいるが，やはり本人，家族としっかり対話したうえでケアプランを作成できるケアマネジャーがいることが，介護保険サービスを提供する際には不可欠であろう。

ケアマネジャーや多職種が陥りやすい対話の例として，認知症の本人との意思疎通が難しいと，どうしても家族の意思に偏ってしまうということや，本人がサービス利用を拒否する場合に，本人が拒否するというだけに終始し，暗にうまくいかないことを本人だけのせいにすることが挙げられる。また。病気の進行や生活状況から，「こうした方が良い」と専門家としての意見を押し付け，それに本人を納得させることがある。

4. 家族の意思＝本人の意思ではない

認知症が進行していくと，本人と直接意思疎通を図ることが，難しい場合もある。上述したように，診断が遅れて，既に関わり始めた時には，意思疎通が取れないほど認知機能が低下してしまった場合などがそれである。このような場合，家族に答えを求めてしまうことは，仕事を円滑に回すには，ある意味仕方のないことなのかもしれない。しかし，家族の意思が認知症の本人の意思とはイコールではないことを知る必要がある。

意思決定が困難になる人の多くは，診断や介入がなされないまま認知症が進行し，興奮，暴言などの行動・心理症状を生じたり，介護保険サービスの受け入れを拒否したりする。そういう場合，家族は同居している場合であれば，早くなんとかしてほしい気持ちから，認知症の本人とは反対の意見を言う場合がある。一人暮らしであれば，迷惑行為が多いので，近隣住民から早急な対応を望まれる場合が考えられる。認知症の本人主体の介護サービスであるため，理想的には，家族や近隣住民の意思を優先することは理念に反する。また，認知症の本人が拒否しているので，家族や近隣住民の苦情は仕方ないとして，その意思を尊重するのかという問題にも発展する。一言で意思決定を支援と言っても簡単ではないことが分かる。

こういう時に多職種連携が効果的である。認知症の本人が行動・心理症状が強い場合は，医療職との連携がある。その症状をどのようにマネジメントするのかという視点についてアドバイスをもらうことをあきらめてはいけない。それによっては，今まで良いと思っていた関わり方が，逆効果であったということもある。また，薬物調整をすることもある。

多職種で関わるため，それぞれ支援する専門職が，認知症の本人の自尊心や感情を大切にし，当人の意思を長期間かけて紐解いておく根気が必要である。いずれにしてもケアマネジャーは，認知症の本人の意思を多職種の力を借りてでも追求できるようにすることが重要だ。

5. 専門職の視点を押し付けるケアマネジメント

認知症の本人の意思を尊重していないよくある例として，専門職の視点を押し付けるケアマネジメントがある。多職種連携チームで医療職も入り，認知症疾患の進行をよく理解し，本人が困らないようにということで，専門的知識をもとに進めるがあまり，本人の意思が置き去りになる場合である。次にその例を紹介する。

6. 教科書的には素晴らしいケアプランでも本人の意思決定支援が不十分な事例

Ａさん（65歳）の場合を考えてみよう。Ａさんは一人暮らしで，何十年も前に夫と死別した後，懸命に働いて一人娘を育ててきた。その娘も独立し，他県で生活してからは，仕事を続けながら一人暮らしを楽しんでいた。Ａさんは社交的でもあったため，近所付き合いもうまくいっており，近所の同世代の人達と旅行に行ったりお茶をしたりしていた。ある時，仕事でミスを繰り返すようになり，何となく頭が重だるいことから近医に受診したところ，アルツハイマー型認知症の疑いがあると言われた。その時は非常にショックで泣きながら娘に電話をしたということであった。心配した娘は，早く介護保険サービスを使えるようにと地域包括支援センターに相談した。そして，ケアマネジャーを紹介された。まだ働いていたため，すぐに介護保険サービスを使うことはなかったが，いずれ使えるようにと介護認定を申請した。この時は要支援２であったが，まだサービスを利用してはいなかった。

その後，職場に迷惑をかけられないということで，フルタイムでの勤務ではなく，パートタイムに変更になった。一時はアルツハイマー型認知症の診断を受け，非常にショックを受けていたが，持ち前の前向きな性格もあり，また早くから近所の仲間にも病気のことを言っていたため，インフォーマルなサポートも受けながら，できるだけ自分でできることを自分でしたいということで頑張って生活していた。

しかし，徐々にごみを出す日を忘れたり，回覧板を回せなかったりすることが増えたので，そろそろ介護保険サービスを利用しようということになり，ケアマネジャーを通じて，介護認定の変更申請をしたところ，要介護１であった。娘は遠方に住んでいたが，Ａさんができるだけ在宅生活を続けられるようにしてほしいと，ケアマネジャーに依頼していた。ケアマネジャーはどこまで一人暮らしが可能なのか，できるだけ在宅生活を続けてもらいたいということで，先回りして認知症の専門医や認知症看護認定看護師などと連携し，症状の進行について勉強し，ケアプランを立てるようにしていた。

Ａさんは徐々に身の回りのことも億劫になってきたのか，お風呂に入らない，食事はコメしか食べないということで偏ってきたため，娘とケアマネジャーはヘルパーや医療職と相談し，デイサービスの利用を勧めた。何か新しいことをする場合などは，必ずＡさんの了解を得ていたので，本人の意思を尊重していると思っていた。さらにケアマネジャーは，進行してきた時のことも考えて，グループホームへの入居を意識し，小規模多機能施設の利用も考えていた。娘も心配が減るということで賛成していたため，小規模多機能施設の見学を取り付けた。Ａさんももちろん同行し，戸惑いながらも「きれいなところだね」と言っていた。

しかし，ある日，ケアマネジャーがいつものようにＡさんの家に行こうとした際，ばったりＡさんと仲良しの近所の人に会ったため立ち話をした。その中で，近所の人はＡさんが心配だと言っていたため，ケアマネジャーは，小規模多機能施設のことも話し，大丈夫だと伝えた。しかし，近所の人からＡさんが，先日どこかの施設に連れていかれ，きれいなところだったけど，近所の人に自分は迷惑をかけているから家にいない方がいいのかと言って落ち込んでいたという話をケアマネジャーから聞いた。本当はＡさんはずっと自分の家にいたいと言っていたようだった。

このケアマネジャーは，多職種連携でＡさんが，認知症の進行があっても困らないように環境を整えてきたと思っていただけに非常に衝撃を受けた。Ａさんの施設への入居の同意も取っていたが，それは同意を取っただけで意思決定支援ではなかったと気づいた。

このような例は熱心なケアマネジャーや多職種連携チームでよくみられる。本人の意思を本人の同意とはき違えていることが問題であった。医療や介護の視点や家族にとって理想的に良いケアプランだとしても，それが本当に認知症の本人にとって良いものかどうかは分からない。やはり認知症の本人を中心とした視点や対話が必要であることが分かる。

7．多職種連携を円滑にするサービス担当者会議

介護保険制度の中で，個々のケアプランを立案し，遂行していく中で，多職種の連携は欠かせない。またこれまで述べてきたように，認知症の本人の意思決定支援の在り方を模索することも必要だ。そのような中で，サービス担当者会議の存在は非常に大きな役割をなしている。

サービス担当者会議とは，サービスを利用する認知症の本人，家族や友人などのパートナーのためのもので，ケースに関わるサービス機関が

表9-2　サービス担当者会議の具体的な協議内容

●ケアプラン作成時 利用者の生活状況と介護予防ケアプランの内容について サービス提供・支援の順序や調整，提供時の配慮 各サービス・支援の計画作成のための二次的アセスメント ●臨時開催時 サービス・支援提供の変更が必要な状態把握 介護予防ケアプラン作成のためのアセスメント 新たな介護予防ケアプラン作成

一堂に会する貴重な場である。多職種連携の方向性を確認するものであり，本人や関係する重要他者を含めているために，本人の意思を確認したり，ケアプランの内容を確認したりするには，うってつけの場所である。サービス担当者会議は，ケアマネジャーがケアプラン作成時と臨時で必要な場合に開催できる。多職種チームをつくった後，ケアプラン原案を作成し各種の介護保険サービスを調整し，サービス担当者会議を開催する。

表9-2にサービス担当者会議での協議内容を示した。ケアマネジャーは，サービス担当者会議までに，認知症の本人や家族などから，現状での不満や不安，生活上の困り事などを聞いておく。その際に，家族の話だけ適当に聞く場合があるが，これまで説明してきたように，なんとかして認知症の本人の意思や反応を知って，本人のその時点での意思を明確にしておくことが重要であり，そこにこそケアマネジャーの実力が問われる。もちろん，全てケアマネジャーが直接把握しなければいけないわけではない。コミュニケーションの取り方や相性もあるため，多職種チームとして把握できれば良いのである。

サービス担当者会議は，具体的には，どのようなサービスを利用すれば認知症の人が穏やかに生活できるのか（これを well-being：良い状態とする）を考え，１つ１つ課題を抽出し，課題ごとに，半年後，一年後の長期目標とその長期目標を達成するためにまず何をするべきなのかの短期目標をつくることになっている。目標を達成するための具体的な介護保険サービスの内容を検討し，関わりをもってもらう事業所に確認していく。その際に，事業所側も同じ目標（本人のwell-being）をもち，多職種チームの中でどのような関わりが必要かをイメージできるようにする。

8. うまくいかないサービス担当者会議

サービス担当者会議は，非常に素晴らしい多職種連携，意思決定支援の場であるが，現状は様々な問題がある。

問題点としては，サービス担当者会議の出席者と運用の２点である。サービス担当者会議の出席者についての問題点は，ケアマネジャーや生活支援相談員と家族のみで終わっている場合が多いことである。このような場合，実際にサービスを提供するスタッフまで協議した内容が共有されにくい。こうなってしまう背景として，サービス担当者会議に参加するべきスタッフが参加しにくいということが挙げられる。特に，認知症の人の場合，デイサービスやショートステイなど，複数の施設を利用していることも多い。そのため，サービス担当者会議の協議内容が共有されないことによって行動・精神症状が悪化してしまうこともある。

もう１つのサービス担当者会議の問題は運用方法である。先のＡさんの事例は，それなりにＡさんの今後を見据えて，しっかり多職種でスクラムを組み実践していったものの，本人の意思を十分に尊重しきれなかったということであった。Ａさんの事例でも，ケアマネジャーはサービス担当者会議をしていたが，Ａさんの体調が悪い時には娘さんに来てもらうなどして，家族で埋め合わせていたことも本人の意思がおざなりになり問題が大きい。

さらに悪い例として，とにかくやった「形」のみを残すものがある。ある家族は，「うちのケアマネジャーは毎月ハンコだけもらいに来る」と言っているが，これは１つの家族の所感だけとも言えない現状がある。サービス担当者会議の目的に沿って考えると，簡単に会議を終わらせることはできないが，だからこそ，多職種連携で本人を含めたものであることに意味がある。誰のためのサービス担当者会議なのかを再考する必要がある。

9. 多職種連携による病態の理解と認知症の本人・家族への関わり事例

Ｂさんは，80代女性で，膝が悪く，年相応の物忘れがあった。腰椎圧迫骨折のため，デイサービスに通った。また，２年前よりドネペジル（アリセプト）を飲んでいた。要介護度２で週３回デイデービス，週３回訪問介護，月２回ショートステイを利用していた。同居している娘は介護施設で介護職員をしていたので，介護関係のことには詳しかった。

Ｂさんは，デイサービスではうまくいっているが，頑固なことがあり，排泄誘導など拒否することもあった。ケアマネジャーをはじめ，多職種チームのスタッフは，Ｂさんに物忘れがあると言っても，いろいろなことを覚えたり，好奇心が旺盛であったりしたため，ドネペジルを服用していたものの認知症だとはあまり思っていなかった。ある時，急に倒れて，その後起き上がるも，朦朧としたような様子であったことが報告された。ちょうどそのころ，睡眠剤が変更になったが，普段は意思疎通が良かったのに，少しぐったりしていることもみられた。歩行障害と尿失禁も出てきていた。

娘はレビー小体型認知症を疑っており，ちょうどテレビの特集でもレビー小体型認知症について取り上げられていたため，Ｂさんをレビー小体型認知症と決めて疑っていなかった。そのため，娘が専門医に相談し，受診することになった。

受診の結果，レビー小体型認知症の疑いと正常圧水頭症の診断があった。正常圧水頭症は手術をしたら治ることもあり，その手術の適応かどうかを判断する検査（タップテスト）を受けることになった。その結果，手術の適応ということになった。

タップテストの結果，Ｂさんの認知機能，歩行は少し改善したため，手術の適応ということになった。しかし，Ｂさんの腰椎が良い状態ではなかったため，通常の正常圧水頭症の手術であるL–Pシャントではなく，R–Vシャントになるという説明をしたところ，本人は「手術は嫌だ」と言って拒否していた。

そのころ，ケアマネジャーは，娘や本人と話しをし，手術が嫌な理由を聞いていた。娘も，正常圧水頭症ではあるが，レビー小体型認知症でもあり，レビー小体型認知症は進行していくので，母親が嫌だと言っていることをさせたくない，病院に入院したら，余計に状態が悪くなるということを言っており，入院は避けたいということを頑なに話していた。ケアマネジャーもその意見に同調し，半年が過ぎた。

しかし，尿失禁や認知機能低下も徐々に進んでいき，一時改善した歩行状態も悪化して手すり歩行もやっとというところであった。このころ，要介護度は４になっており，訪問看護も導入したところだった。ケアマネジャーは訪問看護師にＢさんのことを相談した。本人と娘の意思を尊重したいが，日に日に悪くなっていっている状況をなんとかしたいと思っていた。これはレビー小体型認知症の進行なのか，手術は本当に受けなくて良いのか，ということである。

訪問看護師は，タップテストの結果が良かったことや，医師が手術を勧める理由が娘と本人に伝わっていないのではないかと助言を行った。そこでケアマネジャーがこれまでの経過を整理し，またＢさんがR-Vシャント手術をなぜ嫌がるのかをもう少し医師や病院の看護師にも分かってもらう必要があると思ったので，病院への受診に同行することにした。病院には経過観察のため３ヶ月に１回通院しており，その都度医師が手術を勧めていたが，Ｂさんと娘は断り続けていた。

ケアマネジャーは医療処置のことは分からないながらも，手術に対する不安についてＢさんに聴きとりをし，また，娘の思いも聴いた。それをもとに医師に話をしようと思っていた。受診に際して，ケアマネジャーはＢさんと娘の意思を説明すると同時に，今症状が進んでいることがレビー小体型認知症によるものか，正常圧水頭症によるものかが分からない，もしレビー小体型認知症によるものでないと否定できるなら，手術を受ける意味があるというケアマネジャー自身の見解も含め，医師に説明を求めた。医師の方は，話を聞き，MIBG心筋シンチグラフィ（レビー小体型認知症の精密検査）を依頼した。その結果，レビー小体型認知症の可能性が低いことが判明した。その後，医師やケアマネジャーを中心とした在宅ケアチームで手術に対するＢさんの不安や娘の心配をよく聴き，退院後のサポート体制についても話し合い，最終的にＢさんは納得して手術を受けた。経過は良好で，歩行も尿失禁も改善した。

10. まとめ

公的介護保険は，生活の基盤を支えるために非常に有用な制度である。自立支援という理念のもと，認知症で進行していく場合でも，認知症の本人の意思を尊重した意思決定支援を踏まえた関わりは可能であることを学んだ。そのためには，ケアマネジャーを中心として，認知症の本人，家族などの重要他者を含めた多職種でのコミュニケーションを円滑にして，チーム全体のアセスメント能力を上げていく必要がある。

研究課題

1．介護保険制度について，自分の自治体での窓口を探してみよう。
2．近所に介護保険サービスで使える事業所を見つけてみよう。
3．いろんな意見がある時に，どのように自分ならまとめていくか考えてみよう。
4．ケアマネジャーがどんなところにいるのか調べてみよう。

引用文献

1. 介護保険法　平成九年十二月十七日，法律第百二十三号
2. 大熊輝雄 「現代臨床精神医学」（2013）金原出版
3. 厚生労働省 「人生会議の普及・啓発について」
https : //www.mhlw.go.jp/stf/newpage_02783.html（2020年１月29日閲覧）

10 認知症になっても不自由しない居場所づくり

井出 訓

《目標&ポイント》 認知症をきっかけに，様々な生活への不具合を抱えている人がどこに行っても良いようにするための居場所づくりも進んでいる。その活動を紹介するとともに，居場所が地域で果たす役割や，地域に浸透するための方策を紹介する。

1）認知症を生きる人にとっての居場所の意味を理解する。
2）居場所の役割と，提供される時間・空間・経験を学習する。
3）様々な居場所の形を理解し，認知症を生きる人が輝く居場所の重要性を学習する。

《キーワード》 居場所，認知症カフェ

1．居場所とは

広辞苑（1998）を引けば，「いるところ」，「いどころ」といった言葉が出てくるように，居場所とは自らの所在を表す物理的な空間を示す言葉として用いられている。その一方，「クラスの中には僕の居場所がない」といった表現のように，単に物理的な空間を示すのではなく，その空間における心理的なつながりを示す言葉として用いられることもある。また近年では，「子供の居場所」や「地域の居場所」など，ある集団を対象とした心理・空間的なつながりの機能を担う場所，といった意味において用いられることもある。

例えば，仕事中心で生きて来た男性が定年退職した後，近隣地域での

付き合いも少なく，外出する機会が減少して引きこもりがちになったり，一人暮らしの高齢者が，身体的な障害のために外出もままならず，日がな一日誰と関わることもなく家で過ごさざるを得ない状況になったりといった例がある。心理・空間的なつながりの機能を担う場所，という意味での居場所には，こうした高齢者や子供達などが社会的に孤立してしまうことを防ぐ場所としての重要性がある。地域や社会の中で孤立しそうな状況に際し，いつでも気安く居ることができ，つながることができ，心の安定を図ることのできる居所があるならば，高齢者や子供達が地域の中で孤立することなく，より豊かな暮らしを享受することのできる拠点となるに違いない。

2．認知症を生きる人と居場所

それでは，認知症を生きる人たちにとっての居場所とはどこだろうか。それは施設や病院であると考える人がいるかもしれない。確かに，彼らの状況如何によっては，施設や病院が日々の生活の場であり，暮らしの場であり，居場所である人たちもいるだろう。そうした意味においては，施設や病院などの居住空間が本人にとって居心地の良い場所であり，入居・入院している人たち同士のつながり，さらには社会とのつながりが維持できる場所であることは重要である。しかし，認知症を生きる人たちの全てが施設や病院に暮らしているわけではなく，むしろそれ以上に，地域の中で認知症を生きる人たちは多くいる。そして，先の高齢者や子供たちの状況と同様に，そうした地域で認知症を生きる人たちがいつでも気安く居ることができ，つながることができ，心の安定を図ることのできる居場所が地域の中に存在することも，また重要である。

認知症のご主人を介護する女性から相談を受けたことがある。それは，奥さんがパートの仕事で留守にしている間，ご主人がずっとテレビの前に座りっきりで過ごしていることが心配だ，というものだった。ケアマネジャーからの提案で，ご主人は近隣のデイサービスを利用していたと言うが，何度か利用するうちに休みがちとなり，そのうち「行きたくない」と，またもとの暮らしにもどってしまったと言う。ご主人に行きたくない理由を聞いたところ，「面白くねぇんだよな」とつぶやいていた。地域で認知症を生きる人たちにとって，デイケアやデイサービスは確かに仲間と出会い，様々なアクティビティを行うことができる場所であるのかもしれない。しかし，その場を楽しむことができる人もいれば，必ずしもそうでない人もいる。認知症を生きる人たちにとってそこが居心地良い場所と感じられないならば，そこは彼らにとっての居場所とはなりえない。そして，居心地よく過ごせない人たちは，居心地の悪さを我慢するか，日がな一日テレビの前で誰とも関わることなく過ごすような日々を余儀なくされてしまうか，という選択を迫られることも少なくないのである。

3. 引きこもり

認知症を生きる人たちが引きこもる原因は様々である。例えば，中村成信[1]さんが認知症のために万引き容疑で逮捕された時，奥さんの敏子さんは，人目を避けるように家から一歩も外へと出ずに隠れるような生活をしていた，と回顧している。そこには，認知症を生きる当事者が地域の人たちから向けられる様々な視線に，息苦しさを感じつつ生きていかなければならなかった苦悩が感じられる。しかし，そうした暮らしは結果として社会とのつながりを狭め，徐々に孤立していくこととなる状況でもあった。また，認知症を生きる本人自身が徐々に社会との関係から引きこもることもある。例えば，丹野智文[2]さんが仕事でお客さんや上司の顔が分からなくなり，忘れっぽくなっていくことに不安を覚えて

1）中村成信「僕が前を向いて歩く理由」2011．中央法規
2）丹野智文「笑顔で生きる」2017．文藝春秋

いたように，自らの変わりゆく状態に不安や恐怖を募らせることは多い。しかし，自分が不安に感じることと，それを家族や同僚などから指摘されることとでは，本人に与える影響は微妙に異なっている。他人からの指摘がなんども繰り返されるうちに，感じていた不安は困惑となり，困惑は反発となり，そして見放されてしまったような孤立感を抱くことさえある。すると，指摘を受けた本人は嫌な気分になり，指摘されたり恥をかいたりすることがないようにと，人が集まる場所を避けるようになる。そうした状況が積み重なるうちに，家に引きこもり，また家の中でも誰とも関わりを持ちたくない，という気持ちを抱いてしまうこともある。引きこもっている状況にだけ着目してしまうと，それが認知症の症状だと捉えられてしまうこともあるかもしれない。しかし，その背景には引きこもりを起こす確かな理由があり，そのことによって彼らの居場所が失われてしまっている，という事実があることに気がつくことも重要である。

4. 居場所の役割

(1) 居場所が異場所に変わる時

人は社会の中で常に自分以外の人と関わり，つながり，日々の様々な役割を果たしながら生活をしている。例えば，職場の同僚や家族，友人や商店の店員などといった人たちはその例だろう。しかし認知症になることで現れる様々な症状のゆえに，今まで関わりやつながりをもってきた人たちとの関係に変化が起きることがある。前と同じようには話を聞いてもらえず，接してもらえず，自らの存在を認めてもらえず，今までのような役割も与えてもらえない，そんな状況が生じることも少なくはない。しかし，そうした状況や扱われ方に対して認知症を生きる人たちが怒りを表したり暴言を吐くようなことがあったりすると，その態度が

「認知症の症状」だと捉えられてしまうことがある。誰だって同じような行動を取るに違いないあらゆる事柄が，全て認知症と紐づけられて捉えられてしまうのである。こうした状況が生じ始める時，彼らにとっての居場所だった場所が，居心地の悪い，心休まることのない，自らの存在意義を認識することのできない異場所へと変わってしまうのである。

（2）自分が自分でいられる場所

認知症を生きる人に限らず，人には誰であれ心のよりどころとなり，心安らかにありのままの自分でいられる場所が必要である。そこは，自分が必要とされ，受け入れられていると感じられること，また，自分自身の存在を認識することができ，自らがもてる経験や能力を十分に発揮することができる場所であることが重要だろう。さらには，時間を自由に過ごすことができ，いつでも立ち寄れ，また帰ることができる場所であることも必要となるだろう。例えばそれは，家庭のような場所であるかもしれない。また例えばそれは，自分が所属する職場や学校のような場所なのかもしれない。ないしは，仕事帰りにぶらっと立ち寄れる行きつけの居酒屋といった場所でも良いだろう。それぞれの場所は，その場所なりに，誰かにとっての居場所としての役割を果たしていると言えるだろう。

（3）空白の期間を埋める場所

認知症と診断された後，何をどのようにすれば良いのか分からず，また診断に絶望して引きこもり状態になる人は少なくない。今まで自分の居場所だと感じていた職場や家庭，友人たちとの関係でさえも，状況の変化から居心地悪く感じてしまうこともある。認知症は，具体的に目に見える変化のない状態なので，周囲が気づかずに知らず知らずのうちに本人が孤立していってしまうことも多い。また，認知症がもつネガティブなイメージが先行するばかりに，周りの人や地域の人たちが認知症に対する偏見をもち，関係性が変化してしまうことで引きこもりが始まることもある。また，そうした状況は本人ばかりではなく，家族も同じように周囲の人と関わることができず，自分だけで抱え込んで社会から孤立してしまうことがある。こうした状況が，せっかく早期に認知症であると診断されても，その後のつながりがたたれる原因となり，何の支援や接点のない期間を生み出してしまうことがある。一般社団法人日本認知症本人ワーキンググループの藤田和子さんは，この期間を「空白の期間」と呼ぶ。こうした空白の期間は診断後に限ったことではなく，様々な状況の中で様々な時期に生じている。例えば，何か変だと違和感を抱いているにもかかわらず医療機関とつながらない状況なども，空白の期間を経験していると言える。また，症状の進行に合わせた支援が届かずに，迷惑をかけたくないと閉じこもってしまうこともある。つまり，自分が自分でいられる居場所が失われていくことによって関係性がたたれてしまい，結果として孤立してしまうのである。居場所の存在は，まさにそうした空白の期間を埋める役割を担っていると言えるだろう。

5. 居場所が提供するもの

(1) 時間・空間・経験

居場所がどのような具体的な形で存在しているのかは，それぞれの場所により様々であろう。しかし，どの居場所でもその役割を果たすために共通して提供され，享受されているものがある。それは，時間と空間と経験であると言える。

時間は誰のものでもなく，誰からか提供されるものでもなく，皆が平等にもっているものだと感じるかもしれない。しかし例えば，デイサービスでやりたくもないビンゴゲームをさせられている時，その時間は誰のものだろうか。また，寄り合いの場所で居心地悪く過ごさざるを得ないならば，その時間は誰のものになっているのか。居場所では，その人の時間をその人のものとして取り戻すことができる，そんな時間が提供されていることが必要だろう。

居場所で提供される空間は，必ずしも建物のような箱ものである必要はない。青空の下でも，雪の降る街角でも，その人のために整えられ，その人にとって意味ある場所で時間を過ごすことができる，そんな空間が提供されることが必要だろう。

経験は，居場所で提供される最も重要な要素と言えるだろう。例えば，仲間との出会いという経験や，自分自身でいられるという安心感，仕事をするという充実感なども，居場所で得られる経験である。仲間がいれば，そうした経験は仲間同士で共有されていくことにもなるだろう。

（2）サービスの提供が居場所とならないわけ

高齢者や認知症を生きる人の居場所を考える時，病院や施設などで提供されるデイケアやデイサービスを思い浮かべる人もいるだろう。確かに，様々な施設がそれぞれに知恵を出してプログラムに工夫を重ねており，高齢者や認知症を生きる人の居場所としての機能を有する場所も少なくはない。しかしその反面，プログラムの遂行やサービスの提供ばかりに囚われ，居場所が本来果たすべき役割や，居場所としてのあるべき要素が削がれてしまっている場合があることも否定できない。例えば，ミヒャエル・エンデの「モモ」に出てくる時間泥棒のように，「あそびプログラムが始まるから遊んでないで集まって」といったおかしな状況はないだろうか。遊びから遊びが奪われていたり，ゆとりのためにゆとりが犠牲になっていたり，プログラムの遂行やサービスの提供ばかりに目が奪われてしまうことで，居場所としての本来の意義が見失われてしまうのでは，本末転倒と言える。

6. 居場所の効果

居場所という時間と空間の中で経験される体験を通して，人は自分以外の様々な仲間と触れ合い，孤独感を払拭していくことができるだろう。またそうした居場所に行きたいという思いが得られるならば，誰にも会いたくないと引きこもる気持ちに歯止めをかける力にもなるに違いない。同じ認知症を生きる仲間とつながることができるならば，それはお互いの日常を支え合い分かり合える強力なネットワークとなるだろう。また，その人がもつ能力や特技，趣味が生かされていく経験ができるならば，居場所によって生きがいや社会参加への意欲を高めていくことも期待される。さらに，地域という視点から見ていくならば，居場所はハブのようなつながりの中心的機能を提供していく効果があると言えるかもしれない。例えば，居場所は認知症を生きる人のみならず，子供達や学生，商店街の店主など，地域での様々な人と人とをつなぐ拠点としても機能するだろう。また，そうした人たちとの接点が生まれることで，お互いがお互いの声を聞き，それぞれの不安や心配事，困りごとなどを一緒に解決していく基盤を提供する効果も生まれてくるだろう。居場所は，認知症を生きる人たちを支える働きばかりでなく，存在する地域の中でそれを必要とする様々な人たちに向けた働きを担う場所として機能している。

7. 居場所の形

（1）仲間に出会える居場所

認知症を生きる人たちが，自分のやりたいことを楽しむための居場所として「たぬき倶楽部[3)]」を立ち上げたのは，ご本人も認知症の当事者である竹内裕さんである。竹内さんは，会社勤めをしていた59歳の時に認知症と診断された。しかし，認知症と診断されたことがショックで頭が真っ白になり，その後しばらくは家に引きこもる生活を送っていたと言う。そして，一年半ぐらいは友達や親類など誰にも会いたくなくなり，来たメールに返信もせず，電話にも出なかったと言う。そんな引きこもり状態にあった竹内さんを外へと引っ張り出したのは，中学・高校時代に一緒にサッカー部で活動をともにした仲間達だったそうである。強引に連れて行かれた同窓会の場で，「何でそんなに暗い顔をしているんだ」，「認知症になっても，お前はお前だろ」と言われ，竹内さんははっとしたのだと言う。仲間たちとともにいることで，自分が自分でいられる。そんな居場所の重要性を感じたに違いない。認知症には未だに負のイメージや偏見があり，そんな状況で認知症と診断されれば，人生に絶望し，生きる意欲までも失ってしまう当事者や家族がいてもおかしくはない，と竹内さんは言う。きっと，竹内さん自身がそうした絶望感を抱いた一人だったに違いない。たぬき倶楽部は，同じ仲間と出会い，思いや辛さを共有し，自分自身でいられることで安心を得られる，そんな認知症を生きる人たちにとっての居場所と言えるだろう。前出の当事者である丹野さん[2)]もやはり，認知症と診断された後に引きこもる生活を送っていたと言う。そんな時に出会ったのが，この竹内さんだったそうである。認知症でも豪快に笑いながら日々を楽しんで生きている竹内さんに会い，この人のように生きていきたいと感じたことが，丹野さんが

3）たぬき倶楽部ホームページ：https://www.facebook.com/pages/category/Community/%E3%81%9F%E3%81%AC%E3%81%8D%E5%80%B6%E6%A5%BD%E9%83%A8-124182601541432/

前向きに認知症を生き始めるきっかけとなったそうだ。今では二人は，同じ認知症を生きるかけがえのない仲間である。

(2)「働きたい」を支える居場所

認知症を生きる本人，特に若年性認知症のご本人と話をしていて，何がしたいかを問うと，「仕事がしたい」と答える人が少なからずいる。こうした発言は，既に仕事をリタイアした高齢の認知症の人たちからはあまり聞かれることがない。しかし，40〜50代，早ければそれ以前に認知症と診断を受けたいわば働き盛りの人たちにしてみれば，生活の経済的な基盤を支える仕事ができない状況は，自分自身の価値をすら見失いかねない危機的な状況とも言えるだろう。特に男性の場合には家のローンや子供たちの養育費など，経済的な必要性が高いことは予想に難くない。そうした中，一家の大黒柱である認知症の本人が，仕事もせずに毎日ぶらぶらと過ごしているわけにはいかない，と感じるであろうことは至極あたり前のことであろう。また，バリバリと仕事に熱中している年代の人たちにとっては，まさに仕事の場所こそが自らの居場所と感じている人も多いに違いない。しかし，認知症と診断されて仕事が続けられなくなることはあっても，新しい仕事に就ける機会はほとんどないのが現実であり，彼らの居場所が確保されていない状況がある。

東京都町田市で若年性認知症の人のデイサービス，「DAYS BLG！[4)]」を主催する前田隆行氏は，認知症を生きる人たちが仕事に携われる居場所を提供したいと活動を続けている。「DAYS BLG！」では，例えば，近隣にあるカーディーラーの洗車作業や文具メーカーのゲーム開発協力，福祉レストランと協働した発送作業など，対価を得ることができる有償ボランティアとしての仕事が行われている。認知症と生きる人たちはこの場所で，自分たちのやりたい仕事を選びつつ，「働きたい」を叶

4)「DAYS BLG！」ホームページ：https://www.facebook.com/DAYSBLG/

える居場所を獲得しているのである。「DAYS BLG！」は，認知症であっても地域とつながり，働き続けられる場所として，認知症を生きる人たちに居場所を提供していると言える。認知症を生きる人の就労支援に関する詳細は，第７章を参照。

（3）地域の人と築く居場所

奈良で「若年認知症サポートセンター　きずなや[5)]」の代表を務める若野達也氏も，認知症を生きる当事者の居場所の必要性を痛感した一人である。若くして認知症になった人は，仕事を退職しても介護保険の利用までには年数があり，また仮に症状が進行してデイサービスなどを利用できるようになったとしても，高齢者ばかりの中で抵抗感が強く，結果として通わなくなり居場所をなくしてしまう人たちが多かったと言う。若年性認知症の当事者に話を聞く中で，「働きたい」，「社会に貢献したい」，「できるうちは子供に何か買ってあげられるぐらい稼ぎたい」といった，高齢者とは違う悩みを強く抱いていることに気付かされた若野氏は，試行錯誤の末に地域の人と認知症を生きる人たちとが一緒に地域の困りごとに関われる仕組みづくりにたどりついたそうである。

偶然の出会いはあったものの，約３万３千坪の土地に4,000本の梅の木が植えられて名所としてもにぎわっていた梅園が，管理者の高齢化によって閉鎖されたままであることを知った若野氏は，梅園でもう一度梅を咲かせ，その中で若年性認知症を生きる人たちだけでなく，障害がある人も，がん患者や学生，また子育て中のお母さんたちなどの地域の様々な人が集い，出会い，一緒に働ける場所づくりができないかと考え始めたと言う。そこで，梅園の土地を無償で借り，近くの空き家を譲り受けて「若年認知症サポートセンター　きずなや」を開設し，地元の農業組合と話し合いながら土地を整えつつ，新たに約500本の梅の苗を植

5)「若年認知症サポートセンター　きずなや」: http://www.kizunaya-oiwake.com/index.html

え，若年性認知症の人たちを中心とした梅園での福祉と農業の連携プロジェクトが始まったのである。現在，梅園をはじめとする活動は，コミュニティーを１つにする「奈良おいわけコミイチプロジェクト」と銘打って，地域の高齢者，認知症を生きる人，障害のある人などなど，様々な人たちが出合い，働き，また社会に貢献できる居場所として，時間と場所，そして農業という就労の経験を提供している。

8. 認知症カフェという居場所

（1）認知症カフェの始まり

居場所の形は様々である。その形態は，それぞれの現場で生きる認知症の当事者一人ひとりのニーズにあわせ形づくられている。それゆえ，当事者自身が居心地の良い居場所をつくることもあれば，就労を支援する形もあれば，デイサービスもあれば，寄り合い場所のような形もある。それぞれは，それぞれの地域で暮らす認知症を生きる人たちにあった時間と場所と経験とを提供している，いわば地域に根差す形で生み出されてきた居場所である。その一方で，国が認知症の施策としての居場所の必要性を提示し，いわばトップダウンで居場所づくりの提案を示したものがある。それが認知症カフェである。

厚生労働省が2012年に出した「認知症施策推進５カ年計画」（通称：オレンジプラン）の中で，「地域での日常生活・家族の支援の強化」が柱の１つとして示され，認知症の人と家族，地域住民，専門職などの誰もが参加し，集うことのできる場を普及し，認知症の人やその家族などに対する支援を推進していくことが計画として明記された。その役割を担う手段の１つとして挙げられたのが「認知症カフェ」であった。その計画は，2015年に出された後継計画である新オレンジプランにおいても継承され，認知症地域支援推進員の役割の１つとされたことから爆発的に各地に広がることとなった。令和元年に出された認知症施策推進大綱においても，施策の柱を担う重要な役割として考えられている。

（2）認知症カフェとは

では，認知症カフェとはどのような場所なのだろうか。言葉のイメージから考えると，認知症を生きる人たちが利用できるコーヒーショップ，と言った感じかもしれない。あながちそれも間違いではない。認知症カフェとは，認知症を生きる人，その家族などが気軽に立ち寄ることができ，お茶やコーヒーなどを飲みながら地域の人たちや同じ経験をもつ仲間たちとつながりをもつことのできる場所である。まさに，認知症を生きる人の日常生活や家族の支援を地域で実現する場であると言えるだろう。

認知症カフェはまた，そこを利用する人の視点から異なる役割をもつ場所として定義することもできる。例えば，認知症を生きる当事者にとっては，気兼ねなくいつでも立ち寄れる場所であり，同じ認知症を生きる仲間たちや家族と出会える場所でもあり，また認知症に偏見をもたない仲間であるスタッフが安心を提供してくれる場であると言えるだろう。家族や友人にとっては，認知症を生きる当事者と一緒に過ごすことができる場所であり，家族や介護者としての悩みを語ることのできる場所であり，専門家とじっくり話をすることができる場所でもある。地域に暮らす人たちにとっては，気軽にお茶を楽しめる場所であり，地域の様々な人たちとの交流機会がもてる場所であり，専門家との話など認知症に関する知識を得ることのできる場所でもある。認知症カフェは，認知症をきっかけにして人々が集い，出会い，また気付き合いつつ地域全体が息づき始める，そんな地域の交流拠点であると言えるだろう。

(3) 認知症カフェのあるべき姿

「認知症カフェ」という名前で活動を行っている場所は，2015年末の時点で全国に約2,253箇所[6]と報告されている。その後，2018年には[7]約5,000箇所を超える数が報告されており，「認知症カフェ」という国の施策としての居場所づくりは，それなりの成果を上げてきていると言えるだろう。しかしその一方で，オレンジプランやその後の新オレンジプランには，「認知症カフェ」という言葉とその必要性はうたわれたものの，それがどのような考え方に基づいて何をする場であるのかや，またどのような基準によって運営されるべきものであるのか，さらには家族会などで行われてきた集いなどと何がどのように違うのかといった区別化も不明瞭であったため，良くも悪くも様々な形の認知症カフェが誕生してしまったことも否定できない。

日本の認知症カフェは，1997年にオランダのライデン大学で始まったアルツハイマーカフェが手本となっている。このアルツハイマーカフェでは，認知症を生きる当事者と家族や友人，また地域住民や専門職が同じ場所で同じ時間を共有することに重きが置かれている。また，参加者が気兼ねなくお互いに打ち解けて話をする中で，それぞれが偏見をなくして学びあい，また情報を共有しあい，お互いのつながりを強めていく，といった考えのもとに行われている。さらに，①認知症の人とその家族が必要とする医療，心理社会的およびその他の側面について情報とアドバイスを提供すること，②認知症の影響についてオープンに話をすること，③認知症の人の開放を促進し，認知症の人と家族が孤立しないように手助けすること，といった3つの目標も掲げられている。カフェでは毎回テーマが決められ，それに沿って構造化されたプログラムによって運営されている特徴もある。我が国に急速に広がった認知症カフェ

---

6) 認知症介護研究・研修仙台センター「認知症カフェの実態に関する調査研究事業」報告書　平成28年度老人保険事業

7) 矢吹知之，ベレ・ミーセン：「認知症カフェ　企画運営マニュアル」2018. 中央法規

では，とかくカフェスタイルの場所に認知症の人が集まる型ばかりに目が向きがちであるが，カフェという場でどのような時間と空間，さらには経験が提供されるべきであるのかという，本来のあるべき姿を再確認していくことも重要となるだろう。アルツハイマーカフェの全てをまねる必要はないだろうが，我が国の認知症カフェの在り方を特徴づけるしっかりとした理念とビジョンとが共有されつつ広がりが生まれていくことを期待したい。

9. 居場所へとつなぐ働き

（1）認知症地域支援推進員

認知症を生きる当事者が，地域の中にある居場所をいつどのようなタイミングで必要とするのかは，その人の状況や生き方の選択などにより様々である。そのため，認知症を生きる人の状態に応じ，必要な時に必要とされる居場所へと適切につながるようなサービスが得られることが期待される。

こうした居場所への橋渡しばかりではないが，認知症を生きる人が住み慣れた地域で安心して暮らしを続けていけるよう，①当事者の容態変化や状態に応じて全ての期間を通じて必要な医療・介護などの連携したネットワークを形成し，②支援やサービスを適切かつ効果的に提供するとともに，③認知症を生きる人やその家族を対象とした相談業務などを行う役割として，市町村ごとに，地域包括支援センターや認知症疾患医療センターなどに認知症地域支援推進員が配置されている。認知症カフェをはじめとし，各地域において進められている居場所となる活動拠点と認知症を生きる当事者とをつなぐキーパーソンとしても，その働きが期待される。

（2）リンクワーカー

市町村に配置されている認知症地域支援推進員が活躍する一方で，全ての期間を通じた全体的な支援体制を管理していく業務の多忙さや負担が指摘される現状もある。そうした中，京都府では京都式オレンジプラン（2018年より新・京都式オレンジプラン）を策定し，スコットランドのアルツハイマー協会が取り入れている認知症リンクワーカー制度の運用を独自にスタートさせている。このリンクワーカーは，認知症地域推進支援員が全体的な地域づくりの役割を担うのに対し，当事者や家族の精神的支援や日常生活支援の調整を行いながら認知症の初期支援を担うことが期待されている。認知症と診断された後の空白期間や，診断後に閉じこもり傾向になる場合など，居場所への橋渡しをはじめとした支援を家族や本人と寄り添いながら提供することが可能となるだろう。

研究課題

1．近隣の地域にある認知症を生きる人の居場所を探し，その形を整理してみよう。
2．認知症カフェを訪問し，感じたこと，考えたことをまとめてみよう。
3．認知症を生きる人にとっての居場所とは何か，自分の言葉でまとめてみよう。

参考文献

1. 中村成信「僕が前を向いて歩く理由」2011. 中央法規
2. 丹野智文「笑顔で生きる」2017. 文藝春秋
3. たぬき倶楽部ホームページ
https ://www.facebook.com/pages/category/Community/%E3%81%9F%E3%81%AC%E3%81%8D%E5%80%B6%E6%A5%BD%E9%83%A8-124182601541432/
4. 「DAYS BLG！」ホームページ
https ://www.facebook.com/DAYSBLG/
5. 若年認知症サポートセンター　きずなや
http://www.kizunaya-oiwake.com/index.html
6. 認知症介護研究・研修仙台センター「認知症カフェの実態に関する調査研究事業」報告書　平成28年度老人保険事業
7. 矢吹知之，ベレ・ミーセン 「認知症カフェ　企画運営マニュアル」2018. 中央法規

11 ICTを取り入れた，認知症の進行に伴ったケアの実践

樋上　容子

《目標＆ポイント》 進行に伴い認知機能が徐々に低下する度に，行動・心理症状を呈すとともに，生活リズムなども変化しやすい。そのような時にテクノロジーを使って解決する方法を紹介する。

1）医療・介護分野でのテクノロジーに関する施策を理解する。
2）認知症の人やその周りの人を支えるテクノロジーについて理解する。
3）睡眠や生活リズムの見える化によりもたらされるものを理解する。
4）認知症ケアの場面でテクノロジーを活用する際の現在の課題について理解する。

《キーワード》 睡眠モニタリング，テレノイド，ICTの活用

1．はじめに

加齢とともに有病率が上昇する認知症者数は，今後もまだ増加することが見込まれている。このような中，わが国では急速に進行する少子高齢化に伴う労働人口の減少によって，医療・介護現場での人材確保が喫緊の課題となっている。そのような中，2016年，狩猟社会（Society 1.0），農耕社会（Society 2.0），工業社会（Society 3.0），情報社会（Society 4.0）に続く，５番目の新たな社会（Society 5.0）において目指すべき未来社会の姿が提唱された（図11−１）。

これまでの情報社会（Society 4.0）では，知識や情報が十分に共有されず連携が不十分であるという課題があったが，Society 5.0で実現す

これまでの社会
知識・情報の共有，連携が不十分
これまでの社会
地域の課題や高齢者のニーズなどに十分対応できない
IoT で全ての人とモノがつながり，新たな価値がうまれる社会
イノベーションにより，様々なニーズに対応できる社会
Society 5.0
AI により，必要な情報が必要な時に提供される社会
ロボットや自動走行車などの技術で，人の可能性がひろがる社会
AI
これまでの社会
必要な情報の探索・分析が負担
リテラシー（活用能力）が必要
これまでの社会
年齢や障害などによる，労働や行動範囲の制約

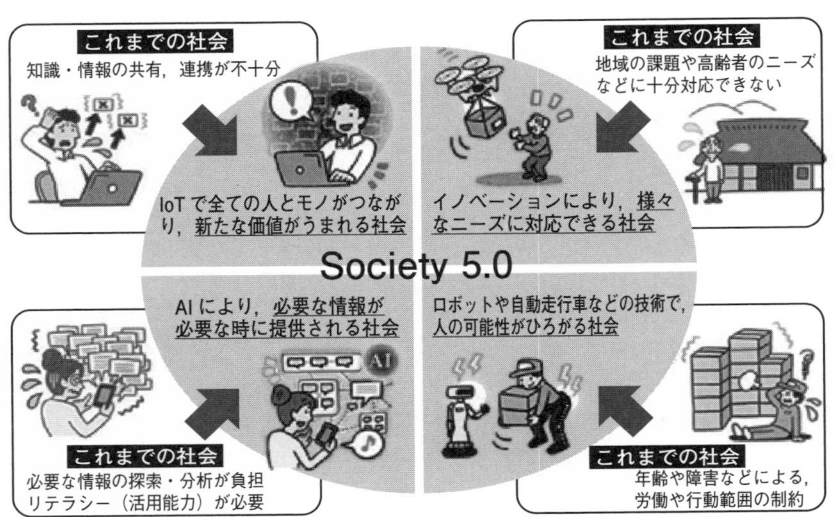

図11－1　Society 5. 0 において目指すべき未来社会の姿
（内閣府作成一部改変）

る社会は，IoT（Internet of Things）で全ての人とモノがつながり，知識や情報が共有され，今までにない新たな価値を生み出す。また，人工知能（AI）により，ロボットや自動走行車などのテクノロジーで，少子高齢化，地方の過疎化，貧富の格差などの課題の克服が目指されている。実際，認知症の人が生活する医療・介護の現場でも，新たな研究や取り組みが活発化している。テクノロジーの進展には目覚ましいものがあり，そのような取り組みやその課題を紹介したい。

2. 日本の保健医療システムの危機的状況

団塊の世代が75歳の後期高齢者になる2025年や団塊ジュニア世代が65歳になる2040年には，さらなる少子高齢化に伴う生産年齢人口の減少や認知症者数の増加などによって，医療保険制度や介護保険制度の破綻な

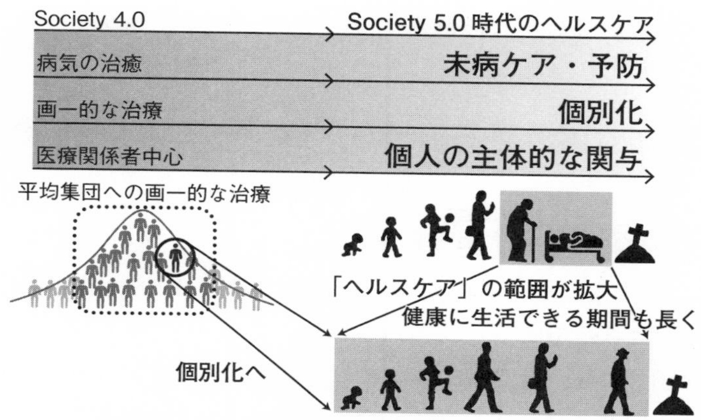

図11－2　Society5.0 時代のヘルスケア
一般社団法人日本経済団体連合会：Society5.0 時代のヘルスケア，2018より

ど，現在の質の高い保健医療システムの存続を脅かす可能性が予測されている。そのような厳しい状況の中でも，質の高い医療や介護を継続していくために，産学官民など社会全体が一体となった取り組みが活性化している。

将来の労働人口のさらなる減少に備え，ICT（Information and Communication Technology：情報通信技術）やAIといったテクノロジーの活用により，医療分野では，特に医師の領域において，５％程度の業務代替が可能であると考えられている（厚生労働省，2017）。介護分野では，特別養護老人ホームの平均的な職員配置にICTなどを活用し効率的に運用を行っていることが報告されている。

Society 5.0では，保健医療の重心は治療を中心とする「医療」から病気の前段階の「未病」段階へのケアや「予防」にシフトする。そして，画一的な医療や介護から，個別化されたものに移行し，あらゆる個人が適切なタイミングに必要な予防・未病ケア・治療・介護を受けられるようになる。さらには，個人が意思に基づいてデータを活用しながら，人生にわたり自身の健康管理をしていく（図11−２）。

3. 医療・介護分野でのテクノロジーに関する施策

私たちの医療・介護分野での具体例としては，2017年６月に閣議決定された「未来投資戦略　2017」で，介護分野の講ずべき施策として，「ロボット・センサー等の技術を活用した介護の質・生産性の向上」が明記されたところである。

2017年10月には，経済産業省と厚生労働省は「ロボット技術の介護利用における重点分野」を改訂し，重点的に開発などの支援を行う分野として，①移乗介助，②移動支援，③排泄支援，④見守り・コミュニケーション，⑤入浴支援，⑥介護業務支援を示し，2018年以降の開発や実用化に向けた取り組みを進めている（図11−３）。

また，2018年度の介護報酬改定においては，特別養護老人ホームなどで，業務効率化が改善できる見守り機器の導入を新たに評価の対象とした。具体的には，特別養護老人ホームもしくは短期入所生活介護において，①夜勤時間帯の夜勤職員数が最低基準＋0.9名分の人員を多く配置していること，②入所者の動向を検知できる見守り機器を入所者数の15％以上に設置していること，③施設内に見守り機器を安全かつ有効に活用するための委員会を設置し，必要な検討などが行われていることを要件として，夜勤職員配置加算の算定が可能となった（厚生労働省，2018）。この介護報酬の改訂に伴って，見守り機器の導入は加速するのではないかと考えられている。

このように，将来さらに人手不足が見込まれている医療・介護の分野では，医療職・介護職を支援するテクノロジーやロボットの活用が始まっている。

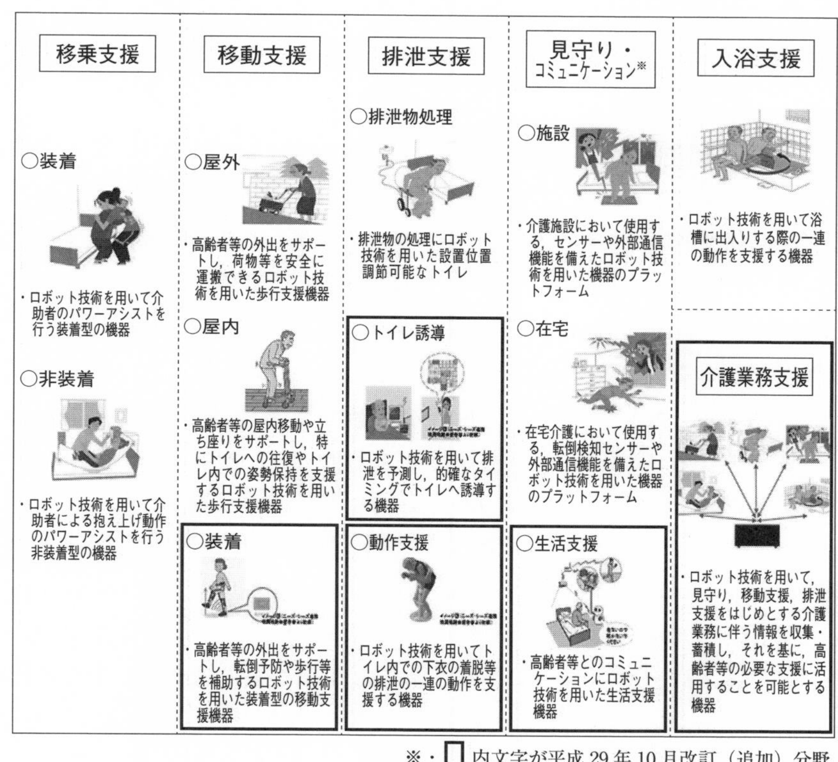

※・□内文字が平成29年10月改訂（追加）分野

図11-3　ロボット介護機器の開発重点分野の改訂
（経済産業省・厚生労働省，一部改変）

4. テクノロジーはどのように認知症の人をサポートしてくれるのか

MCI（軽度認知障害）を含め，現実には認知機能に一定の障害をもつ人の多くが社会生活を営んでいる。認知症の進行に伴い，認知機能が徐々に低下し，行動・精神症状と呼ばれる症状が起こり，生活リズムなども変化する。このような課題を抱えている認知症の人の症状に合わせて，活用できるテクノロジーについて紹介する。

（1）IoT の活用や AI を用いた認知症の早期発見

認知症は早期発見が重要であるとされる。認知症のスクリーニングや診断に活用できる IT 機器を，世界中の企業や研究機関が開発している。

例えば，約３分の映像に対する視線の動きを視線計測装置「Gaze-finder」で計測し，その反応から認知機能を総合的に評価するものを大阪大学とケンウッド株式会社が共同開発し2019年に発表した（Oyama, 2019)。また，iPad やタブレット上でのアプリが提供する画像に対して，使っている人がどのような反応をするかを AI が分析して認知症のリスクを評価する仕組みのものや，会話などの音声の特徴を AI が解析し認知機能をチェックするものなど様々である。現在は実証実験（研究）を行っているものも多く，近い将来，私たちの近くにテクノロジーを活用した認知症医療の姿があることが想像される。医療の世界では，企業と一緒に研究する時代になってきており，この先10年で大きな進化が期待できる。

（2）認知症の人の睡眠や生活リズムを整えることに活用できる見守り機器

認知症の人では，多くの方が睡眠障害を抱えている。睡眠障害は，認知機能障害をさらに悪化させ，認知症の人やその介護者の生活の質を落とすとされ，認知症の発症早期から終末期に至るまで重要な側面である。

多くの認知症の人は高齢者であるが，加齢に伴い睡眠は中途覚醒が増加し，深い睡眠が減る。また，認知症によって，例えば，アルツハイマー病の方は睡眠—覚醒リズムが乱れやすいといった特徴があり，レビー小体病の方はレム睡眠行動異常症[1]がでやすい。さらに，認知症の人で考えておかなければならない睡眠に関連する問題として，失禁など排泄や抑うつ，せん妄や薬剤の影響，環境の変化である。これらの複数の要因が複合的に関連し，最終表現型として認知症の人の睡眠は，睡眠時間の短縮や睡眠分断や中途覚醒の増加，生活リズムの乱れなどを引き起こす。加えて，これらが転倒転落，骨折，行動・心理症状の増悪などをもたらし，そこには悪循環が生まれる。このように認知症の人の悪循環を予防するためにも重要な睡眠を整えるケアとして，センシング機能を使った見守り機器が活用できる。

ここで，睡眠・覚醒と在床・離床を見える化し，特別養護老人ホームなどで入居者の見守り支援や個別ケアに活用されているシステムを紹介する。

パラマウントベッド株式会社の「眠りSCAN（スキャン）」は，ベッドマットレスの下に敷いて，電源を入れるだけで睡眠状況（寝返り，呼吸，心拍）が把握できる非装着型の睡眠測定機器である（図11−4−1）。測定したデータは，リアルタイムモニター機能を用いることで，施設のステーション内のパソコンなどで一括把握ができる。クラウドなどインターネット環境を活用すれば，在宅療養する認知症の人の状態を家族が知ることもできる。

先に紹介した2018年度の介護報酬改訂による業務効率化が改善できる見守り機器として，「眠りSCAN」は特別養護老人ホームで多用されている。これによって，全ての部屋の入所者のベッド上の状態をリアルタ

1）レム睡眠行動異常症：レム睡眠中の夢の内容に沿った行動を伴う。レム睡眠中は，一般的には骨格筋が弛緩し動きはないが，このメカニズムが破綻し夢の中の言動がそのまま現れる。レム睡眠の多くなる睡眠後半の朝方に多いのもこの特徴である。

例：大きな寝言を言ったり，叫んだりする。布団に座って説教をし始める。壁や寝床の周囲にあるものを蹴飛ばして物を壊したり，自分が怪我をしたりすることもある。

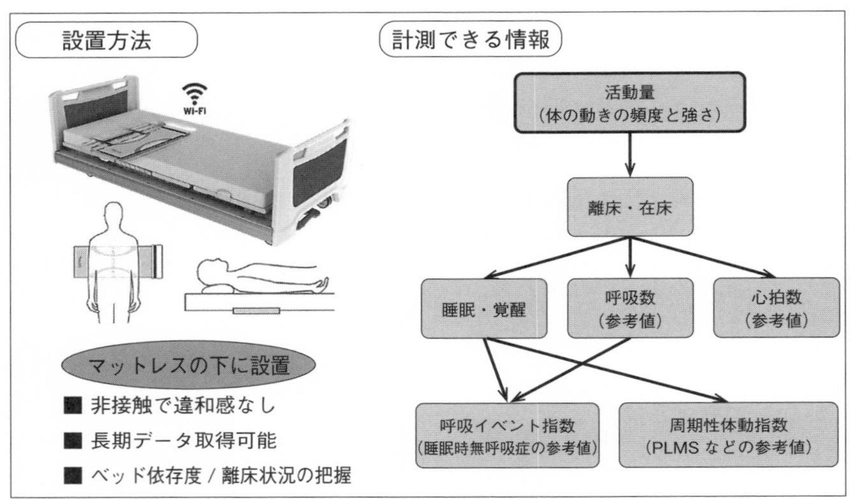

図11−4−1　眠り SCAN による睡眠・覚醒，在床・離床の見える化システム

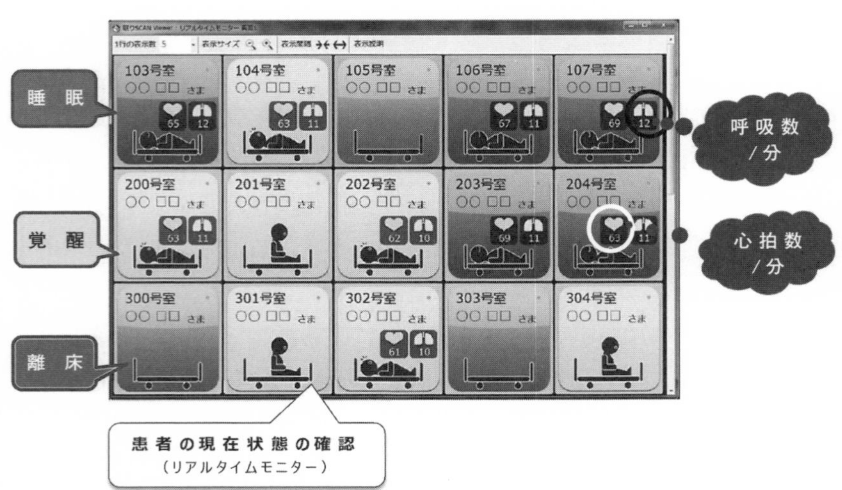

図11−4−2　眠り SCAN による睡眠・覚醒，在床・離床の見える化システム

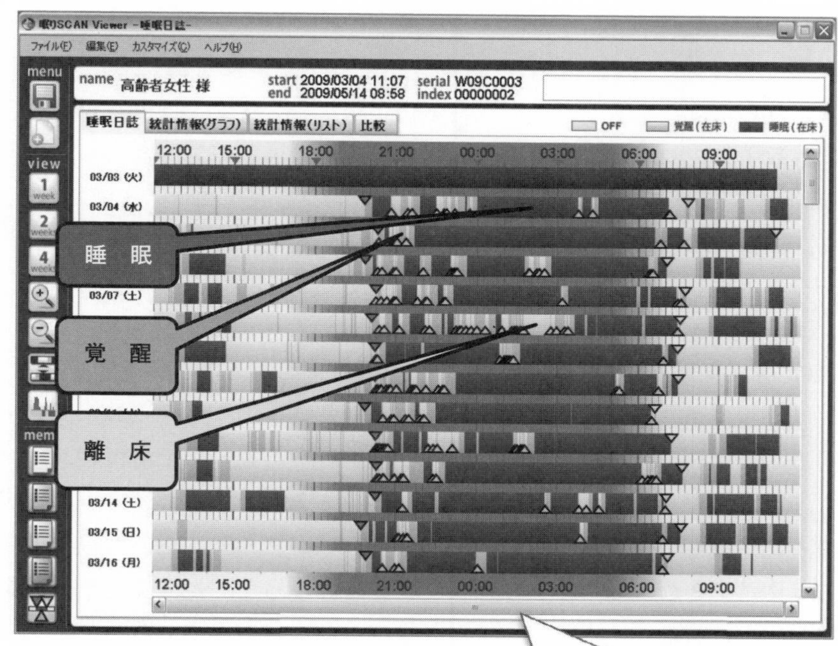

図11-4-3　眠り SCAN による睡眠・覚醒，在床・離床の見える化システム

イムでモニタリングできる（図11-4-2，図11-4-3）。予め設定することで入所者の睡眠や覚醒，離床などに変化があった時に，スタッフの携帯端末にアラームを通知することもできる。このリアルタイムモニターを活用すれば，夜間の排泄介助など，入所者が目覚めている時間に介護を行うなど，夜間のケアを提供するタイミングの検討に役立てることができる。これは，居室での状況が見えることで定期巡視の回数が減るのはもちろんのこと，１人で多くの入居者を担当する夜間のスタッフの精神的負担軽減につながり，労務環境の改善にもつながっている。特に看取り時には，呼吸・心拍の変化も見えるため予後予測にも活用できる。さらには，生活リズムの見える化が図れることで，日中の介護ケアにも活用し，サービスの改善や体調の変化への早期の気づきにもなり，Society 5.0のヘルスケアで示された予防的な介護になっている。そして，離れて暮らす家族に対しては，認知症の人の生活状況を視覚的にデータで示すことができ，現状を伝えやすく問題を共有しやすい。

（3）人工知能を搭載したコミュニケーションロボット

コミュニケーションロボットは，言葉や仕草によって人らしい交流を図ることから，認知症の人のみならず高齢者の療養の場で活用されている。このようなコミュニケーションロボットを活用することで，認知症の人の易怒性や興奮といった行動・心理症状が緩和されたとの報告がある。また，これらは，レクリエーションのみならず，対人交流や社会参加といった刺激が増え，認知機能の維持や向上にも役立てることができる。

●あざらしの赤ちゃんの形をしたロボット「パロ」（株式会社知能システム）

姿はタテゴトアザラシの赤ちゃんで，多数のセンサーや人工知能を有している。人の呼びかけに反応し，抱きかかえると喜ぶ他，人の五感を刺激する豊かな感情表現や動物らしい行動をし，人を和ませる。これは，アニマル・セラピーと同様の効果を備えている。アメリカでは

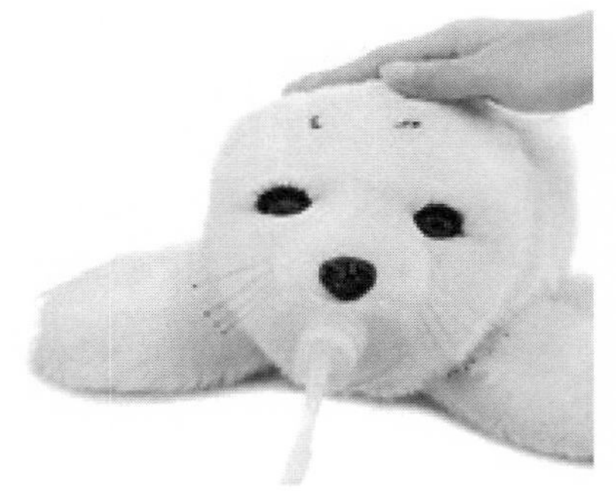

FDA（食品医薬品局）より医療機器として承認されており，痛み，不安，うつ，問題行動の改善やリハビリに処方・処置され，公的医療保険などで償還される。日本のみならず海外でも多くの医療施設や介護福祉施設などに採用されている。パロを用いた研究では，ロボットペットと対話することで，高齢者のコミュニケーション，対話スキルおよび活動への参加を改善できたとした。ペット型ロボットを用いた支援は，日常的な活動プログラムとして提供でき，高齢者の社会的健康を改善する可能性が示唆されている（Sung，2015）。

（4）語りを促進するコミュニケーションロボット

●遠隔操作型ロボット「テレノイド」（株式会社テレノイドケア）

テレノイドは大阪大学基礎工学部の石黒浩教授によって作られたアンドロイドロボットの1つである。性別を無くし，年齢を無くし，人種を無くしたニュートラルな形状と「人間らしさ」が融合し，形となっており，このテレノイドを人が遠隔操作してコミュニケーションを取るロボットである。

2016年，3人のアルツハイマー型認知症患者を対象として，学生が直接対話する場合と，このテレノイドを操作した場合とを比較し，ロボットを用いた対話支援の有効性について検証された。その結果，中等度の認知症の人の対話相手になることで，学生との対面時よりも対話時間が増え，接触時間も増え，ポジティブに働きかける可能性が示された

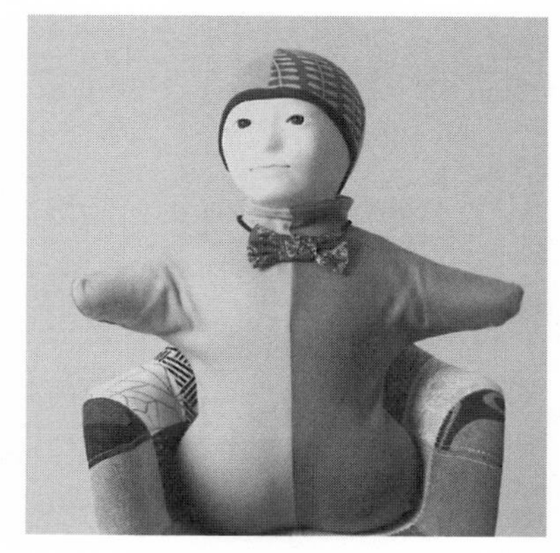

（桑村ら，2016）。

テレノイドを活用し，認知症の人の思いを引き出すことで，認知症の人の意向に沿った生活援助，治療選択，意思決定支援などに活用していくことができると考える。これがロボットを介しながらの尊厳を尊重したケアにつながってくる。

（5）介護支援ロボット

認知症の人は，その病期が後半になってくると，認知機能の更なる低下や日常生活自立度の全般的な低下によって，要介護度が進展する。認知症の人を介護する側の負担を軽減する目的としたのが，介護支援ロボットである。移乗や入浴，排泄などの介護業務を行う介護者の負担を軽減し，安全なケアや腰痛予防などが期待されている。筋組織の動きを予測し人の動作をアシストするロボットスーツなどがこれにあたる。

（6）自立支援ロボット

要介護状態となった認知症の人の自立支援を目的としたのが，自立支援ロボットである。移動や食事，排泄といった日常生活動作の支援だけでなく，リハビリテーションをサポートして将来的な自立を支援するタイプも開発されている。

（7）認知症の人の理解に活用する教育ツールとしてのバーチャルリアリティー（VR）

VR技術は，その場に行かなくても仮想体験することを可能にした。VR技術を用いて，認知症の症状や生きづらさを認知症でない人が一人称体験をすることで，認知症の人たちに想像力をもって接することができる教育プログラムが開発されており，教育現場や医療・介護の現場で，啓発活動に活用されている。VRの特性を利用して，対象をより深く理解することに使われている。体験することで「認知症の人は，全てができなくなったわけではない。」，「認知症の人がやってほしいことは何か，どう感じているかを考えて行動したい。」といった感想が聞かれている。

社会全体として認知症の人を理解していく運動に用い，さらなる普及が期待されている。

5. テクノロジー導入への障壁

日本の医療・介護の現場では，新たな機器やシステムの導入に消極的な人が居ることは否めない。2000年代に電子化の舵がきられた電子カルテであるが，2017年では，病院や診療所全体の40％を超えた程の普及率であり，大規模病院から小規模病院や診療所へと導入が進んできている段階である（厚生労働省，2018)。比較的保守的であると言える医療介護現場においては，テクノロジーを導入する準備が必要であり，その意図やメリットを理解する必要がある。テクノロジーの導入により，どのような変化が見込めるか，その目的は何か，引いては認知症の方にどのような効果があるのかである。案外，高齢者や利用者の方がテクノロジーを抵抗感なく受け入れることができていることを示す事例もある（稲生純也，2017年)。例えば，ロボットなどを用いると，人と直接会話をするよりも気楽であるという人もいる。人間関係の中で発生する人と人との緊張感を緩和するという局面もある。

テクノロジーに対しては，認知症の人側に抵抗感が強いわけではなく，むしろ医療介護者側に抵抗感が強い可能性がある。ICTは人のサポートがあってこそ，その能力を如何なく発揮することができ，大きな可能性をもち合わせている。ヒトとの共同作業が常に必要となる。

6. 認知症ケアにおけるICT導入の課題

これまでに紹介した通り，制度上の変化がもたらされ，テクノロジーは認知症の人が生活する場面に登場してきている。しかしながら，現状は人に代わっての観察の代替・補助，一時的なコミュニケーションの場面での活躍であり，「効率化」に留まっているところは否めない。果たして，認知症の人のQOLの向上に継続的に直接的に影響を及ぼしているだろうかという疑問が残る。

認知症の人が真に求めているものは何だろうか。是非一度考えてみて欲しい。その1つとして，人と人の関わり，温もり，心のある時間が挙がるだろう。そのような時間を介護する側が確保するためにテクノロジーが活用されているわけだが，効率化で生まれた時間を100％認知症の人のケアに注いでいるかと問うと，実態はそうではない可能性がある。真に認知症の人が求めている可能性がある「心のある時間」は，果たしてテクノロジーやロボットには創出可能なのか，今後の検討が必要である。

7. 最後に，個別的なケアを目指して

ここで紹介したもの以外にも服薬ロボットや顔認証システムを使った徘徊時の対応など，認知症の人を支えるテクノロジーは様々に開発されている。テクノロジーの活用のメリットの1つは，生産性の向上である。医療・介護職は，日々，無駄を取り除き，より対象に合った方法で，より安全に，より効果的にと，業務改善に努力している。その方略を飛躍的に伸ばしてくれる方法の1つが，テクノロジーである。効率化によって新たに生まれた時間は，触れる・話すといった人にしかできない，人の温かみを感じられる心ある時間として，認知症の人に注ぐこと

ができる。効率化によって生まれた時間を，個別的なケアとして真に心ある時間に費やすことが，医療者・介護者の１つの課題であると考える。

2025年問題に対峙していく中で，私たちがどこまでテクノロジーを活用できるか。その目的を見失わずに上手に活用し好循環をもたらす社会をつくっていくことに寄与したいものである。

研究課題

1．身近な場面でのテクノロジーの活用について挙げてみよう。
2．認知症の人を支える方法として，テクノロジーの活用場面を挙げてみよう。
3．認知症の人が真に求めているケアはどのようなものか，それはテクノロジーで代替可能か検討してみよう。

引用文献

1. 厚生労働省：全国介護保険・高齢者保健福祉担当課長会議資料，214–215. 2018 https ://www.mhlw.go.jp/file/05–Shingikai–12301000–Roukenkyoku–Soumuka/0000196650.pdf
2. 厚生労働科学特別研究「医師の勤務実態及び働き方の意向に関する調査」：医師の勤務実態及び働き方の意向等に関する調査（2017年４月６日）
3. 一般社団法人日本経済団体連合会：Society 5. 0 時代のヘルスケア，2018
4. Oyama A, Takeda S, Ito Y, Nakajima T, Takami Y, Takeya Y, Yamamoto K, Sugimoto K, Shimizu H, Shimamura M, Katayama T, Rakugi H, Morishita R.「Novel Method for Rapid Assessment of Cognitive Impairment Using High–Performance Eye–Tracking Technology」 Scientific Reports volume 9, Article number : 12932（2019）
5. Sung HC, Chang SM, Chin MY, Lee WL.「Robot–assisted therapy for improving social interactions and activity participation among institutionalized older adults : a pilot study」 Asia Pac Psychiatry. 2015 Mar ; 7(1) : 1–6
6. 厚生労働省　電子カルテシステム等の普及状況の推移．医療施設調査．平成29年医療施設（静態・動態）調査より
7. 桑村海光，西尾修一，佐藤眞一 「認知症高齢者を対象としたロボットによる対話支援．人工知能学会全国大会論文集」第30回全国大会2016．セッション ID：2H3–NFC–03a–5
8. 稲生純也 「介護現場におけるパルロ導入とその効果」老年精神医学雑誌　28（増刊–２）：117–117，2017

12 認知症の医療介護連携から看取り事例

樋上　容子

《目標＆ポイント》 進行に伴って変化する精神症状，身体的変化などに伴って利用できるサービスを適時に取り入れ，地域医療介護ネットワークの構築について学ぶ。

1）アドバンスケアプランニングについて理解する。
2）認知症の症状の変遷を理解する。
3）認知症者の終末期像を捉える。

《キーワード》 地域医療，医療介護連携，地域ネットワーク

1．はじめに

日本の認知症患者数は2025年には700万人を超え，65歳以上の高齢者のうち５人に１人が認知症を罹患する試算である。加齢とともに認知症有病率は上がるため，高齢化に伴い認知症患者の増加は避けられない。認知症患者の増加に伴い，認知症とともに亡くなる人の数も自ずと増加する。2019年６月，国は，団塊の世代が75歳以上になる2025年までの認知症政策の指針となる大綱を策定し，認知症になっても地域で安心して暮らせる「共生」と，認知症になる時期や進行を遅らせる「予防」を両輪として取り組むことがうたわれた。しかしながら，認知症患者の終末期・看取りにはまだ光が当たっていない現状がある。

ケアの現場としては，認知症高齢者は認知症以外にも複数の疾患を抱えており，その治療は複雑化・長期化している。これに伴って，認知症

患者の療養の場は，急性期病院から慢性期病院，療養施設や在宅など多岐にわたる。このように療養の場を変えながら生活する認知症患者を支えるため，地域包括ケアシステムの下，自宅のみならず多様な療養の場で患者を最期まで支える体制が必要である。

認知症であっても死を近くに感じていない内は，どこで死にたいか，延命治療などについて考えや希望を述べることができる。しかしながら，いざ死が目の前に迫った時，認知症患者はその症状によって自分の意思を十分表現できない場合がある。そのため，認知症患者では，認知症の発症早期から，命の終わりについての話し合いを始めるアドバンスケアプランニング（以下，ACP）[1)]が重要であり，家族や医療・介護職の関わりや多職種連携をもって進められている。

ACPと関連する言葉として，事前指示（Advance Directives）やDNRやDNAR（Do Not Attempt Resuscitation）がある。事前指示は，将来自分が判断能力を失った際に，自分に行われる医療行為に対する意向をあらかじめ意思表示しておくことである。この事前指示には①誰を意思決定者にするか，②医療行為への指示，が含まれる。特に，②の医療行

1）アドバンスケアプランニング（Advanced Care Planning；ACP）

ACPは英語圏から輸入された概念であり，定義には様々な議論があるが，日本老年医学会は「ACPは将来医療・ケアについて，本人を人として尊重した意思決定の実現を支援するプロセス」と定義した（日本老年医学会，2019）。補足として，ACPの実践のために，本人と家族などと医療・介護チームは対話を通し，本人の価値観・意向・人生の目標などを共有し，理解したうえで，意思決定のために協働することが求められる。本人が人生の最終段階に至り意思決定が困難となった場合も，本人の意思を汲み取り，本人が臨む医療・介護を受けることができるようにする，としている。

ACPでの話し合いの内容

・患者本人の気がかりや意向

・患者の価値観や目標

・病状や予後の理解

・治療や療養に関する意向や選考，その提供体制

厚生労働省は，ACPが国民一人ひとりの生活の中に，より浸透することを目指して，「人生会議」という愛称を付け啓蒙活動を続けている。

為への指示は，リビングウィルとも呼ばれる。リビングウィルは，終末期になった時の基本的な希望（痛みや苦痛への対処，終末期を迎える場所）や，終末期になった時の医療行為への希望（心肺蘇生，延命のための人工呼吸器，胃瘻やチューブでの栄養補給，点滴による水分補給），治療の判断をゆだねる代理人といった内容になる。

2. 病の軌跡

人の終末期について語る場面では，2001年にLynn（アメリカ）らが発表した病の軌跡の図がよく用いられる（図12-１）。がん，臓器障害，認知症やフレイルという３つの病の軌跡が示されており，抱えている疾患によって図12-１に示したように多様な病の軌跡をたどるとされる。これが示されたのは，死に至る過程は患者や愛する家族にとって非常に重要な人生の段階であるため，必要な社会資源を確保して尊厳を保ち続ける良いケアの提供を受けるために，今後の経過を予測することが重要であるためである。

近年，多くの認知症患者は高齢であり，がんを抱える認知症患者，心不全や呼吸不全を抱える認知症患者が増加している。そのため，病の軌跡のパターンが複合的に当てはまる場合を理解しておく必要がある。

3. 認知症患者の病の軌跡

認知症と言ってもその原因疾患は様々である。潜在的に発症し緩徐に進行するアルツハイマー病などの神経変性疾患や，急性に発症しても基本的には急速には進行しない脳血管性認知症などがある（池田，2009）。表12-１に，認知症の原因疾患の中で最も多いアルツハイマー病の進行ステージを示した。これらステージの進行に伴って，認知症患者が抱える苦痛は変化していく。ステージに分けて示す。

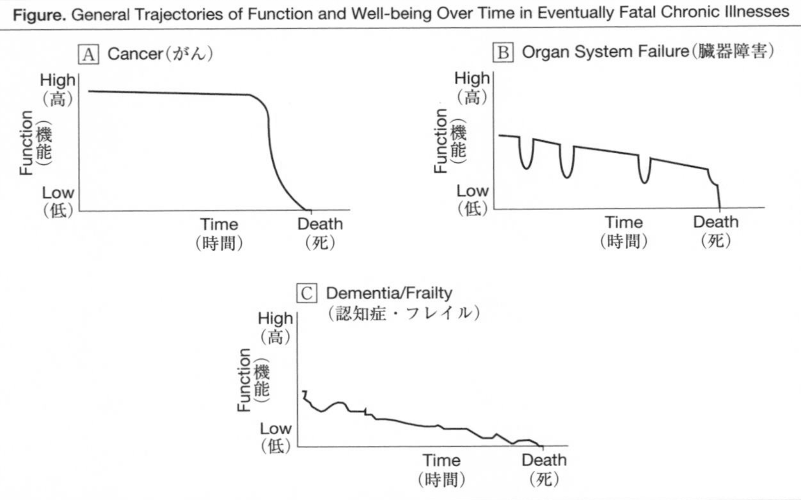

図12－1　病の軌跡（Illness Trajectories）

Lynn J : Perspectives on care at the close of life. Serving patients who may die soon and their families : the role of hospice and other services. JAMA. 2001 Feb 21 ; 285 (7) : 925–32.より

（1）発症初期

認知症の初期は，自ら物忘れに気づく時期である。しかしながら，認知症を発症していたらどうしようという恐怖や葛藤を抱え，その症状を隠そうと努力をする場合が多い。徐々に家庭や職場など周りの人が患者の物忘れ，置忘れなど，今までとの違いに気付く。本人もしくは身近な人の気付きを契機に，物忘れ外来などの専門外来を受診し，医師による検査・問診を受け認知症の診断がなされ，ほとんどの場合本人に告知される。

患者や家族は，認知症と診断されたことへの計り知れない衝撃があ

表12-1　アルツハイマー病の進行ステージ（FAST 分類）

臨床診断	特徴
正常成人	主観的にも客観的にも機能障害なし。
正常老化	物の置き忘れ，もの忘れの訴えあり，換語困難あり。
境界領域	職業上の複雑な仕事ができない。熟練を要する仕事の場面では機能低下が同僚によって認められる。 新しい場所への旅行は困難。
軽度	パーティの計画，買い物，金銭管理など日常生活での複雑な仕事ができない。
中等度	TPO に合った適切な洋服を選べない。入浴させるために説得することが必要なこともある。
やや重度	独力では服を正しい順に着られない。 入浴に介助を要する。入浴を嫌がる。 トイレの水を流し忘れたり，拭き忘れる。 尿失禁 便失禁
重度	最大限約 6 個に限定された言語機能の低下 理解しうる語彙は「はい」など，ただ 1 つの単語となる。 歩行能力の喪失 坐位保持機能の喪失 笑顔の喪失 頭部固定不能，最終的には意識消失（混迷・昏睡）

Sclan SG, Reisberg B. Functional assessment staging（FAST）in Alzheimer's disease : reliability, validity, and ordinality. Int Psychogeriatrics. 1992 ; 4 Suppl 1 : 55–69.より

り，簡単には受け止めることができない。そして，認知症と診断される（た）ことによる生きることへの不安や恐怖といった心理的苦痛を抱え，スピリチュアルペイン[2)]を抱えている状態と言える。さらには，今までの生活や行いが悪かったのではないかと自らに罪悪感を抱き，これまで

2）スピリチュアルペイン
　スピリチュアル（霊的）な痛みやケアの在り方については様々な考え方があり，統一して使用されている確立されたものはない。出版物も複数あるが，日本緩和医療学会により出版された書籍の中で採用された 1 例を 6 ページのコラムに示す（日本緩和医療学会，2018）。

の人生を否定的に捉える場合もある。そして，認知症と診断されたことで，「人に迷惑を掛けてはいけないから」と自宅に引きこもるなどして，この時期に抑うつを発症する場合もある。

この時期に関わる医療・介護職は，鑑別診断を行う医師や，外来や訪問看護師，ケアマネジャーである場合が多い。

認知症はあくまでも病気であり，患者や家族の心理状態に合わせた丁寧な病状や治療方法の説明が行われる。その他の疾患と違うことは，告知の際に患者が認知機能低下を起こしており，より理解しやすい説明が必要であるという点である。そして，患者と関わる多職種が連携して，患者や家族が希望する治療や生活ができるように，ACPの開始時期でもある。そして，さらなる認知症の進行に備えて，身の回りのことができなくなった時の療養場所（自宅・施設・病院など）や終末期の過ごし方（栄養補給や水分補給の方法，延命処置）など，思いを汲み取りながら丁寧に希望を確認しておく。

また，今まで通りの生活を続け生活リズムを整えることが認知症の進行予防となるため，地域包括支援センターやケアマネジャーを中心として，日々の過ごし方について教育的支援や，デイサービスなど社会サポートの利用を行う。

コラム：スピリチュアルペイン

病気の進行に伴い，だんだんと身の回りのことが自分で行えなくなり，自己の価値観が揺り動かされ生き方や人生の意味・目的などの問いを強く抱くようになる。「自分の人生は何だったのか」，「今こうしていることに意味はあるのか」，「なぜこんなに苦しまなくてはならないのか」。これらは生命の危機など受け入れがたい事態に直面したものであれば誰にも起こりうる苦悩であり，スピリチュアルペインと呼ばれる。

認知症患者では，発症早期から死に至る最期までスピリチュアルペインを抱えていると考えられているが，周りのより良い支援によって，その苦痛は和らぎ，改善するものである。

スピリチュアルペインの種類は，「関係性の苦痛」，「自律性の苦痛」，「時間性の苦痛」とあり，表12−2に示した。

（2）認知症中期

物忘れが目立ち，置き忘れや見当識障害が現れる。道に迷うなど一人での外出やこれまで実施できていた日常生活動作が困難になる場合がある。行動・心理症状（Behavioral and psychological symptoms of dementia；BPSD）が増強する時期でもあり，徘徊や排泄の問題など徐々に身体的介護が必要となる時期である。このような時，患者は自尊心の低下を引き起こし，さらなるスピリチュアルペインを抱える。

このような症状から，独居の場合は一人での生活を続けるための社会サービスの必要量が増加する。家族と同居の場合は，家族介護者の介護負担が増加する。そのため，関わる医療・介護職の種類や数が増加する。ケアマネジャーを中心として，主治医，訪問看護師，病院や施設の看護師，介護職，薬剤師，リハビリなどのセラピスト，精神保健福祉士，ヘルパー，近隣の住民などである。これらの患者や家族，多職種を含めたカンファレンスを開催しながら，ケアプランの見直しが重要となってくる。その際，ACP を実践しながら，どのような生活を望んでいる（た）かという基本に立ち返ることが必要である。

しかし，ここで重要なのは，ACP は事前指示書とは異なるため発症初期の希望を遵守する必要はなく，認知症中期になって身体的・精神的・社会的な変化に合わせたさらなる ACP が進められる。

表12-2　スピリチュアルペインの内容

次元	概念	定義	表現例
関係性	家族・大切な人の心配	家族・大切な人に対する心配や気がかり，わだかまり	・辛いことを話すと家族が悲しむから話せない ・自分が死んだあと，○○はやっていけるのか
	孤独感	寂しさ，他者に分かってもらえないという思い	・誰も分かってくれない ・○○と一緒にいたい
	負担感／申し訳なさ	家族や他者に負担や迷惑を掛けて申し訳ないという思い	・みんなに迷惑をかけている ・人の世話にならないと何もできない，申し訳ない ・迷惑を掛けたくない ・辛い気持ちを家族に知らせたくない ・落ち込んだ顔を見せたくない ・お金のことで負担をかけて申し訳ない
	人間を超えたもの・信仰に関する苦悩	人間を超えた存在（自然や神，仏など）との関係における苦しみ	・神も仏もない（救ってくれない） ・自然の力はどうすることもできない
自律性	自分のことができない辛さ	自分で自分のことが思うようにできない，またはしっかり考えることができない辛さ	・自分で自分のことができなくて情けない ・トイレも１人でできず情けない ・自分のことが考えられない ・もっとしっかりしていたい
	将来に対するコントロールの喪失	自分の将来がどうなっていくのか分からないために，見通しや計画が立たないことに関連した苦悩	・この先どうなるのか分からない ・ひどく苦しむのではないか ・先々のことを知って，自分で決めておきたい
	役割・楽しみの喪失	仕事や自分の役割，楽しみなどができないために生きる意味が見いだせない	・私の人生は何だったのか（意味がなかった） ・生きていても何の意味もない ・○○（仕事・役割・趣味など）を続けたい
	自分らしさの喪失	自分らしさを感じることができない	・私の大切にしていることを分かってほしい ・生きがいになることが何もできない
	ボディイメージの変化	容貌の変化に伴い，弱った姿を見せたくない	・落ち込んだ顔を見せたくない ・元気だった時の姿が変わってしまって辛い
時間性	心の残り	やり残したこと，将来を見届けられないことに関する辛さ	・これから家族でゆっくりしようと思っていたのに ・これからのんびり過ごそうと思っていたのに
	希望の無さ	希望が見出せないこと	・今までしていた仕事に戻りたい ・何をしたらいいのか分からない ・楽しいことが何もない
	死の不安	死に対する恐れや，死んだらどうなるのかという不安	・死が怖い ・死んだら何も残らない ・死んだらどうなるのだろう
	身辺整理に関する気がかり	遺言や葬儀など伝えておきたい，残しておきたい事柄があること	・●●に感謝，お礼を言っておきたい ・仕事の引継ぎをしておきたい ・やらなければならない仕事があり無念だ
	人生の不条理	「なぜ自分がこんなことになったのか」という不公平感や納得のいかなさ	・こんなことになったのは罰が当たったからだ ・自業自得だ

田村恵子他.「看護に活かすスピリチュアルケアの手引き　第２版」青海社，2017より引用改変

(3) 認知症後期，終末期

認知症後期には，尿失禁や便失禁がみられるようになり，常に身体面でのケアが必要になってくる時期でもある。また，認知機能の低下から直前のことや家族など親しい人のことも思い出せないことがある。見当識障害が進み，自分のいる場所がどこなのか分からない状況にもなる。

さらに進行した認知症患者の終末期には，身体的苦痛が増えてくる。食事が摂れなくなる，肺炎を繰り返し息苦しい，不動によって関節など身体の痛みがある。さらには，自発的な反応が減り，こちらの言うことの理解が難しくなるなど，言語によるコミュニケーションが難しくなる。そのため，がんの患者と違って，抱えている身体的苦痛を訴えることが難しい場合も多く，ケアをする者が丁寧な観察を行い，苦痛を予測した緩和ケアを提供していかなければならない。

また，認知症患者の終末期には，ここはどこなのか，目の前にいる人は誰なのか，何が起こっているのか分からないといった不安を抱え，混沌とした世界に生きている可能性がある。このような時に，誰かが傍にいてくれて，優しい眼差しを寄せてくれ，丁寧に触れてくれ，優しく語り掛けてくれたら，穏やかな時間が過ごせるのではないだろうか。言語的な反応がなくとも，関わる人の在り方がとても重要になる。スウェーデンで生まれた「タクティール（触れる）ケア」というものがある。タクティールは50年以上前にスウェーデンで開発された。患者の手足や背中を包み込むようにやさしく触れることによるケアの方法である。柔らかく，包み込む様に介護者の手で患者の手足や背中を包み込むようになでることで，不安な感情を取り除いたり，痛みを和らげたりする。触れる，語るという人と人との関わりの基本が大切になる時期である。

アメリカアルツハイマー病協会（Alzheimer's Association）では，アルツハイマー病末期で嚥下困難となった患者に対する最も適切なアプローチは，死へのプロセスとして苦痛のないものとすることという考え方がある。経管栄養法は死へ向かう患者に利益をもたらすという医学的根拠はなく，輸液も実施しない方が最期の段階の苦痛が少なくて済む。さらに，もし人工栄養や水分補給を行うとしても，やがてその中止を決断しなければならない時がくるといった助言と勧告を出している。

4．意思決定支援について

認知症は，意思決定の前提となる意思決定能力（自分で治療の必要性や内容を理解して治療を受けるかどうか判断し決定する能力）に影響する。認知症のそれぞれの病期において，治療内容などを十分に理解し，患者が自らの意向が示せるような支援が必要である。しかしながら，認知症患者の医療・介護の現場では，しばしば本人が望んでいることを本人に尋ねず，家族に尋ねがちである。それは，認知症と診断された人はあらゆることを理解・判断できないだろうという誤解や偏見によるものである。

認知症の人は，実行機能障害（今後起こりうることを予想して，計画を組み立てる能力）と記憶障害により，複数の物事を比較・判断することが苦手になるとされる（小川，2017)。そのため，いくつかの選択肢を比べて，どれが自分の希望に即しているかという判断が難しくなる場合がある。また，言語障害に伴い抽象的な言語の操作が難しく，言葉の意味を掴む難しさもある。しかし認知症が進行しても，自分の好みや希望を表現することが可能な場合は多い。

患者および家族の意思決定における影響要因を図12−３に示した。諸要因の比重は患者によって異なるものの，様々な要因が関連しており，１つ１つ語りを引き出す中で自己認識を明らかにするように促す必要がある。ACP を実践する場面では，このような影響因子を意識して考え

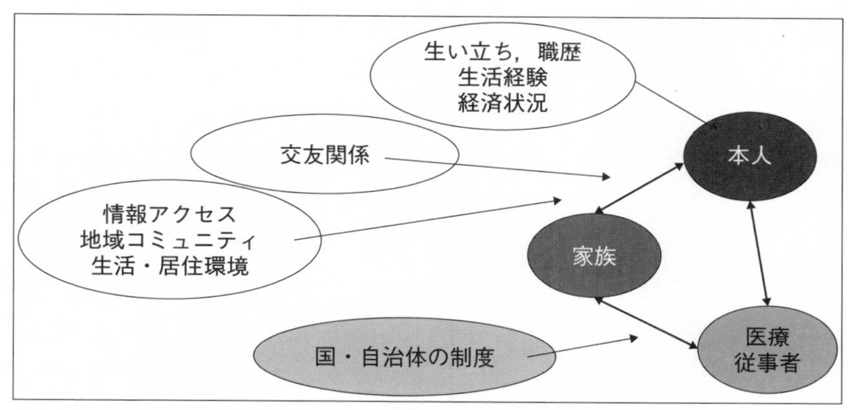

図12−3　意思決定への影響要因
長江弘子編 「看護実践にいかすエンド・オブ・ライフケア」
（日本看護協会出版会より　著者作図）

る必要がある。

認知症患者の意思決定支援の際，医療・介護職は以下のような手続きを踏む必要があると小川（2017）は示している。

① まず，患者が治療や療養生活について考え決定することができる状態であるかどうか，を確認する。
② 患者自身で決定が難しい場合であれば，その原因を検討し，障害要因を取り除くように努める（例：せん妄があればせん妄の治療を行う）。
③ そのうえで，意思決定が必要な内容について，患者の状態に応じて理解できるように支援を行う。
④ 患者が十分に理解・判断ができることを確認したうえで意思決定をうながす。

認知症患者の意思決定支援を支えACPを進める時，患者個々の人生の軌跡（ライフヒストリー）を捉えることも重要である。ライフヒストリーは，生まれから現在に至るまで，主観的に捉えた人生の歴史や現在，および未来の在り方を意識的にまとめて表出する語りである。認知症の人が繰り返し語る重要他者や出来事は，その人にとって重要な人，出来事，時間だったと言える。語りの中にその人の価値観や信念が現れ易いため，語りを引き出すことで思いを理解することにつなげていける。

では，皆さんは，急性期に入院したものの治療の効果が見込めない状況にある認知症患者が，「家に帰りたい，家に帰りたい。」と何度も発した時，この言葉はどのように捉えるだろうか。はっきりと家に帰りたい意向を示しているにもかかわらず，認知機能が低下しているからとその言葉を無視してしまっていないだろうか。この言葉を無視するのならば，日々の生活の中での「痛い」や「痒い」といった生理的な欲求に対する言葉も無視されるのだろうか。このような時にできることは，患者の言葉をしっかりと受け止め，患者，家族，多職種と今後の療養の場を改めて検討する機会にすることである。家族は家族の意向を，医師は医学的判断からの意見を，看護師は自宅に帰った場合の生活を想定した意見を，ケアマネジャーは使用できる社会サービスといった視点での意見を，様々な職種が意見をもち寄り，患者の言葉を受け止め理解し，最大限その意向に沿えるような努力ができるのではないかと考える。

5. 認知症患者のACP・意思決定支援の実際

ここでは放送教材として，以下の２名の事例について，関わった家族や医療者へのインタビューを通して学んでいただきたい。

【インタビュー①】

・若年性認知症の進行により，本人の意思・意向が確認できず家族の判断で胃瘻の増設を行ったＡさん

インタビュー：Ａさんの子ども（家族の立場から）

【インタビュー②】

・認知機能の低下があり，がん終末期で病院に入院していたが「自宅に帰りたい」と何度も訴え，家族や多職種連携のサポートのもと，自宅で亡くなったＢさん

・家族介護者が付きっ切りで介護していた認知症後期のＣさん。家族介護者の健康状態の変化の中で，Ｃさんの終末期に向けて介護体制の再調整の必要性が出てきた事例

インタビュー：Ｂさん・Ｃさんの訪問看護師(訪問看護師の立場から)

6. 多職種でつなぐ ACP

厚生労働省が平成22年に示した，日常生活自立度Ⅱ以上の認知症高齢者の居住場所をみると，対象者280万人の内，その約半数が居宅を療養場所としている（厚生労働省，2010)。それから約10年，データはないが，在宅医療の推進とともに，居宅で療養する認知症患者はさらに増加している。そして，今後はさらに，病院ではなく自宅やグループホーム，高齢者ケア施設などでの看取りが増加することが予想される。そうした場では，ACP を実践しながら，医療・介護職が連携して終末期ケアを担っていく。

患者の意向を最大限叶えるために必要なことが，多職種連携である。地域包括ケアシステムの下，既に構築されているネットワークを最大限活用しながら，患者や家族の意向，ACP に沿った療養の場の選択，療養方法の選択を支援し，サポートする。図12−4で示したが，私たちが目指すのは，認知症患者が今までの暮らしを継続し，自然な死を迎えるために，多職種の連携をもって適切な支援を行うことである。多職種の顔の見える関係を構築してくことがより円滑な連携を促進する。

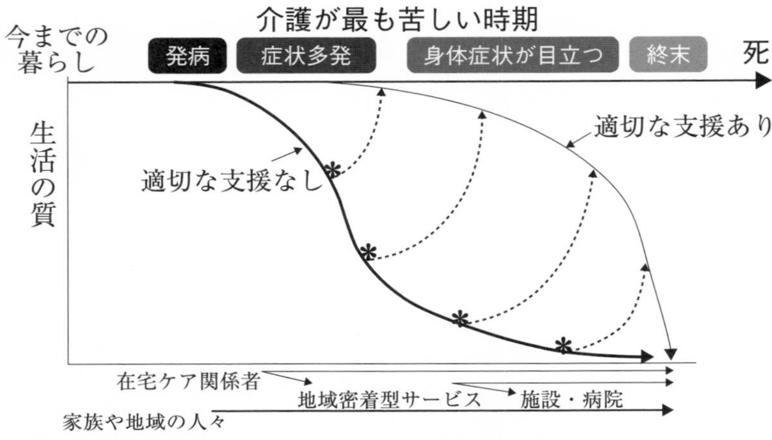

図12−4　認知症の経過と自立度（釜江和恵氏・山川みやえ氏提供）

実際の看取りの場面になった時，多くの時間を担当するのは家族に加え，看護・介護職である。何度経験しても，人が命を終えていく場面に立ち会うことには大きな緊張がある。特に介護職は，今後の経過を見通せない中で看取りを行うことについて不安を抱えている場合が多い。このような時，例えば在宅では，往診医や訪問看護師は，夜間でも電話で状況を確認し，介護職に予後の見通しを具体的に伝えるという支援ができる。これは，家族や介護職など，死にゆく人を見守る者への不安な気持ちを汲み取るケアでもある。

そして，ACPを進められたことや，患者本人の希望に沿った最期であったということは，死にゆく本人の希望を叶えられたということだけではなく，残された家族や周りの者にとってのグリーフケア（残された者がその喪失感と向き合い，悲しみを癒し乗り越えていくこと）にもつながる大切な側面である。

7. おわりに

日本で看取りの対象者として，認知症の方が主となる日が近々来るであろう。認知症と生きてきた患者の最期の時である終末期の在り方，認知症の人の尊厳が第一とされているケアの在り方が模索されている。それは，本人にとっての最善が優先されるものであり，決して，医療・介護者のこれまでの経験が優先されることのないようにしなければならない。

ケアに携わる者のみならず，国民一人ひとりが，誰もが発症する可能性のある認知症について，常にそのことを念頭に置いて努力や議論を積み上げて行くことが求められている。

研究課題

1．認知症終末期のアドバンスケアプランニングの在り方を検討してみよう。
2．自らの最期をどのように考えるか，家族や周りの人と語り合ってみよう。

引用文献

1. 阿部泰之，木津義之 「アドバンスケアプランニングと臨床倫理」p.38　長江弘子編 「看護実践に活かすエンド・オブ・ライフケア」日本看護協会出版会，2014
2. Lynn J : Perspectives on care at the close of life. Serving patients who may die soon and their families : the role of hospice and other services. JAMA. 2001 Feb 21 ; 285(7) : 925–32 より
3. Sclan SG, Reisberg B. Functional assessment staging（FAST）in Alzheimer's disease : reliability, validity, and ordinality. Int Psychogeriatrics. 1992 ; 4 Suppl 1 : 55–69 より
4. 田村恵子他.「看護に活かすスピリチュアルケアの手引き　第２版」青海社，2017より引用改変
5. 池田学 「臨床の技術（スキル）認知症．高次脳機能研究」29(2)：222–228，2009
6. 特定非営利活動法人　日本緩和医療学会編集 「がん患者の治療抵抗性の苦痛と鎮痛に関する基本的な考え方の手引き2018年版」金原出版株式会社．2018
7. 小川朝生 「あなたの患者さん，認知症かもしれません」医学書院．2017
8. 長江弘子編 「看護実践にいかすエンド・オブ・ライフケア」日本看護協会出版会，2014

13 認知症の人に寄り添うための人材育成：専門職

山川　みやえ

《目標＆ポイント》 認知症ケアにおける問題は，そのほとんどが認知症者の世界を理解できずに，ケア者の時間の流れや考えをもとに実施してしまうことによって起こる。ここでは，相手の立場に立ち，専門的アセスメントを発展させられるような取り組みを紹介する。
《キーワード》 VR 認知症，生活アセスメント

1．はじめに

認知症の現在の諸問題は，イメージが先行して，きちんと認知症の人の生活の場を中心にして考えて行動する人が少ないということにある。その解決のためには，関わる人が認知症をどのように理解して認知症の人に関わるかが重要である。相手の生活の場を中心に考えるとはどういうことか，本章では，２つのポイントを挙げて解説する。まず１つは，いかにして相手の立場に立つか，そして次は，相手の立場に立って病気の生活への影響をどのように考えるかということである。

2．相手の立場に立つことの難しさ

認知症疾患は発病してから，認知機能が少しずつ低下していくため，何かをしようと思ってもどうしたら良いのか分からない，さっき言われたことを思い出せない，言葉がうまく出てこない，など様々な症状が出現する。できなくなることが徐々に増えていくという恐怖は非常に多

く，気分も落ち込んでしまう。また，状況がよく分からないままに何か行動しなくてはならない場面に遭遇したり，場所の認識ができないまま別の場所に連れてこられたりして，混乱してしまうことが多くなる。

このような状況は，認知症患者にとっては当然の反応であるが，周りからは，言うことを聞いてくれない，抵抗が激しいなどという評価を受けるだけに終わることも多く，認知症患者にとっても苦しい時期であると考えられる。「本人は忘れてしまうから苦しくないのではないか」という誤解をよく聞くが，認知症疾患全てで物忘れがあるわけではなく，病初期には物忘れを自覚している人がかなり多い。

生活に徐々に影響が出始めると話のつじつまが合わなくなり，混乱したり，不安になったりして，行動・心理症状（Behavioral and Psychological Symptoms of Dementia：以下，BPSD）につながると考えられる（Rabins, Mace & Lucas, 1982）。中期で最もBPSDが見られ，この頃に介護負担が最も大きくなり，在宅生活の破たんをきたしやすいと考えられている（Rabins, Mace & Lucas, 1982）。

BPSDには，妄想，幻視，無為・自閉などの脳機能自体の低下によって起こる症状と知能が低下したことによる混乱から引き起こされる症状があり，それらはお互いに関わりあっていると考えられる。BPSDをできるだけ抑えるためには，認知症を理解し，適切に対応することが不可欠である。

BPSDの現れ方は，脳の障害部位，性格，周りの物理的，人的環境によって多様である。認知症ケアの基本となる考え方にパーソン・センタード・ケアがある（キットウッド，2005）。パーソン・センタード・ケアは認知症患者を「一人の人」として尊重し，その人の視点や立場に立って理解して「その人を中心としたケア」を行おうとするものである。では，ケアをする側として，その人を尊重しながら，どのように「その

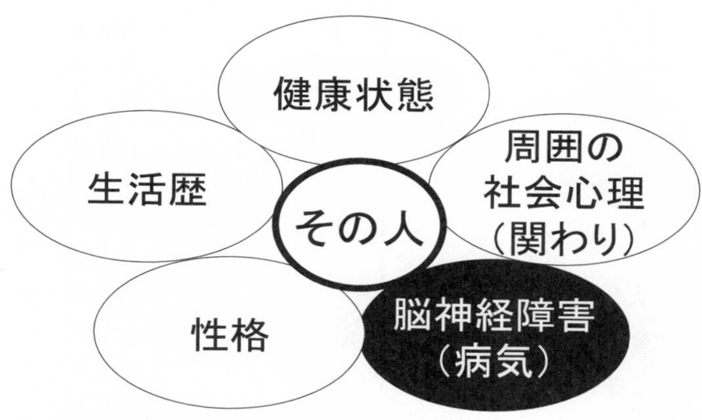

→それぞれの要素に対して全体的に関わることが重要

図13−１　BPSDを引き起こす５つの要因

（Kitwood, T.2005より，著者作成）

人を中心としたケア」をすれば良いのだろうか。

図13−１に，パーソン・センタード・ケアにおけるBPSDを引き起こす５つの要因を示した。「その人を中心としたケア」を達成するには，その人の性格，生活歴，周囲の社会心理（人との関わりなど周りからの影響），健康状態，脳の障害（認知症疾患の病態）からその人を捉えることが必要とされている（Kitwood，2005）。

この中で，周囲の社会心理と健康状態だけが周りにいる者にとり調整できる要因である。そのため，認知症患者の性格や生活歴を理解しつつ，周囲の社会心理環境を整えること，認知症患者の身体状態を注意深く観察して，できるだけ身体的な健康問題を排除する，もしくは健康問題が起こらないようにすることが必要である。

しかしながら，脳の障害（認知症疾患の病態）がBPSDの根本的な原因となっているため，認知症の重症化予防には認知症疾患についての知識を図13−１の（関わり）に反映させることが不可欠である。疾患別のケアについては，第３章，第４章，第５章に詳しく書かれているので参考にしてほしい。

3. 相手の立場に立つ工夫：VR の利用による認知症の１人称体験

疾患の特徴を理解する理由は，詳しく病気の特徴を知ることで，深く相手の体験をイメージするためである。そのうえで初めて相手の立場に立つことが可能になる。

専門職として最も大事なもの，それは相手の立場に立って生活状況を理解し，その生活をより良くすることだと思う。この「相手の立場に立つ」ことが非常に困難である。認知症の人の思いに寄り添い，共感して理解することが難しい。

一方で，認知症の人はおろか，高齢者との関わりもほとんどなく，圧倒的に経験が不足している学生や若いスタッフに，そうした者の立場に立てと言うのは酷だ。教育をどのようにすれば良いのか，そのような場合にヴァーチャル・リアリティ（virtual reality : VR）を使うことも有用な手段である。

VR 認知症は，VR を使って認知症の体験ができるというものである。表13−１に VR 認知症のコンテンツの一例を示した。表13−１の「私をどうするのですか？」は，ビルの上から下をのぞいている視点となっており，背後から介護士に降りるように声をかけられるが，足がすくんで動けないというもの（これは，認知症の人が車から降りられない状況で経験している世界を体感しているものである）である。介護者から「大丈夫？」と微笑みかけられても，認知症の本人はまったく大丈夫な状況ではないという，介護側と認知症の人の体験のギャップを感じられるもの

表13−1　VR 認知症のコンテンツの１例

コンテンツタイトル	目的	内容
私をどうするのですか？	状況がうまく理解できていない人の気持ちを理解する。	認知症の人がビルの上にいて，足がすくんでしまっているところに，スタッフが「大丈夫ですよ」と声をかけるがまったく大丈夫ではない気持ちを体感する。
ここはどこですか？	見当識障害で居場所がわからなくなった人の気持ちを理解し，安心できる声掛けについて考える。	電車に乗っていて降りる駅がわからなくなった認知症の人の不安について追体験する。
レビー小体型認知症の幻視	レビー小体型認知症にみられる幻視を実体験できる。	ケーキの上のチョコレートが虫に見えたり，いないはずの人が見えたりなど，実際に自分が幻視や錯視を体験する。
看護 VR ある日突然	アルツハイマー型認知症の人が入院してきた場合の関わり方を体験学習できる。	初期アルツハイマー型認知症の高齢女性が庭で脱水で倒れて救急搬送された後，病棟に入院し，不安に感じている場面での看護師の対応を余裕のない場合，プロフェッショナルな場合の２つのパターンから認知症を理解し，関わり方を学習する。

（VR 認知症プロジェクトより著者作成）
https://peraichi.com/landing_pages/view/vrninchisho

である。実際にデイサービスなどの車から降りる時に，なかなか降りられない人も見られ，その時に介護者がやさしく介助しようとしても，終始穏やかでない表情の認知症の人がしばしばみられるが，そのような場面をVRによるエンターテイメント性を使い，再現したものである。

このVR認知症を体験した人は2020年初めの時点で63,000人にもなるようだが，その人たちの声の一部を表13−2で紹介する。専門職だけではなく，一般の人も含んでいる。

この体験談から分かるように，認知症の人の体験を理解できたという声のほか，その体験を通して相手の気持ちを推し量ろうとしていることが分かる。さらに，これまでの認知症の人に対する関わり方について振り返り，改善したいという意欲も見えた。非常に前向きな学習ツールである。

4．病気の生活への影響をどのように考えるか

VR認知症の体験により，相手の立場に立つことができたら，次はその共感の力をそれぞれの職能に活かせるようにすることが重要である。ここでは，看護師の育成を例に挙げる。

●VRでつくった感動を活かす教育の必要性

VRによるリアルな映像により得た感動を教育に落とし込む教育プログラムをつくり，専門職が自分の実践に使えるように仕向けることが重要である。ここでは，表13−1にある看護VR「ある日突然」を例に取る（山川ら，2018）。

この看護VRは，息子と二人でささやかながらも自宅で過ごしていた80代の女性M（初期アルツハイマー型認知症）の物語をもとにつくられている。発端編，余裕のない看護師編，エキスパートナース編の３つからなっている。

① 発端編：庭いじりが好きなMは，いつものように息子を会社に送り出し，庭で花に水をあげていた。しかし，突然めまいがして倒れた。偶然にも気づいた隣人が救急車を呼び，Mは救急搬送された。

表13–2　VR 認知症を体験した人の声の一部

- どうしても徘徊している人がいるので，見つけてくださいという地域の放送などを聞くと，なんだか徘徊してしまうことが悪いものという感じがしていましたので，新鮮でした。
- とてもリアルに感じることが出来ました。「体験する」という感覚の大切さを，改めて感じる事が出来ました。
- とても説得力がありました。今まで知らなかった気持ちを知る事ができました。
- 亡くなった認知症の祖母と，もっと別のコミュニケーション方法があったのではと，考えるきっかけになりました。
- 何気ない声掛けも，立ち位置によっては怖く感じてしまうのだとわかりました。
- 日本は少子高齢化が急速に進み，高齢者の住みやすい環境が求められています。認知症でもそうでなくても，個々の意見を大切にし，理解を深めていくことが求められると考えました。
- 認知症がどのようなものか，全く知らなかったということを痛感しました。親族に，認知症の人がいるので，関わり方のヒントにしたいと思います。
- 認知症だけでなく，VR は他の病気へ理解を広げることができる老人への接し方ではなく，理解をする，受け入れる事が重要だと思えました。
- 認知症というあいまいなものから，どういう症状があるのかまでよく分かった。
- 認知症に対して先入観があると感じました。理解しているつもりになっていたと思い反省しました。一口に認知症と言っても，様々なタイプもあるのにと。
- 認知症に対する考えが大きく変わりました。以前は怖さだったり，何がどう見えているのか，どう接したらよいか等，とても疑問でした。今回の講習で体験する事で，イメージが変わりました。
- 認知症に対する考え方が，ガラリと変わりました。最近，相手の気持ちが分からないのは，自分が悪いと思っているのですが，まさにソレでした。相手の世界，考えをすべてそのまま受け入れることも大切でした。

（株式会社シルバーウッド　VR 認知症プロジェクトより提供された）

救急外来では処置が施されたが，朦朧としていた。

② 余裕のない看護師編：救急外来で脱水や肺炎などの疑いを受け，さらなる検査のために内科病棟に入院した。この時の看護師のファーストコンタクトが問題となる。Mの意識が戻った時に，まったく見知らぬ場所に動揺し，点滴などを抜いてしまう。その時，忙しくしていた担当看護師が訪室し，点滴を抜いてしまったMに対して叱責した。その後，目の前で同僚に電話をし，身体拘束を依頼していた。

③ エキスパートナース編：上記の「余裕のない看護師編」をつくっている最中に模範例も必要と思いつくったものであるが，逆にアルツハイマー型認知症の特性をつかみ，相手の心の不安を読み取ったうえでの，Mに寄り添う関わりをしている。

これらのプログラムを用いて，Mにどのように関われば良いのかを検討できるようにするために，さらに教育プログラムを作成し活用した。表13-３にその例を示す。

１．従来の学習：紙上にて，患者に必要な準備と対応を検討する（20分）

いわゆる従来の教育手法である。紙面上で患者を捉え，患者の緊急入院に対する準備と対応について検討する。ここでの目的は３つ。①現時点における学習者の力量を確認する，②緊急入院への準備と対応を一緒に検討することで徐々にチームにしていく（チームビルディング），③VR 教材との違いを見出す（研修評価）である。

２．共感体験：患者背景の理解

VR 教材の発端編を視聴し，感じたことを付箋に書き出してもらう。目的は，学習者による一人称体験である。従来の教育手法による患者体験は，学習者の想像力と共感力に頼っている部分が否めない。また，ロ

表13-3　VR認知症を使った教育プログラム（例）

学習	所要時間	内容
1. 従来の学習	20分	紙上の患者情報で必要なケアを検討する
2. 共感体験 患者背景の理解	15分	VR患者体験（発端編を視聴）
3. 共感体験 課題の明確化	25分	VR患者体験（余裕のない看護師編を視聴） 振り返り（感じたことを言語化し共有）
4. 知識の取得	20分	ミニレクチャー（認知症と高齢者の特徴について）
5. 知識の統合による対応策の検討	40分	ミニレクチャーをふまえて，必要な準備と対応の改善案を見直す
6. 共感体験 対応策の洗練	30分	VR患者体験（エキスパートナース編を視聴） 自分たちが考えた改善案と照らし合わせる 学習到達目標の提示 さらなる改善案の検討
7. まとめ	10分	まとめ

ールプレイなどによる患者体験もあるが，全ての学習者が同時に同質のものを体験することは困難である。

VRは，それら全てを可能にする。しかも，専用のゴーグルとヘッドホンを装着するため，会場内にいるにもかかわらず，一人だけの世界に入り込める。その没入感が半端ない。実際に体験した学習者からは，「一人になれるので世界観に入り込めた」，「リアルな感覚が，とても有効で分かりやすかった」とのコメントが寄せられた。学習においては，このリアルな体験が重要となる。

“心が動いた時に学びが起こる”と言われている。VR視聴後は，患者のリアルな一人称体験を通して感じたこと，溢れ出てくる全ての思いを黙々と付箋に書き出してもらった。付箋の１つ１つが，このあとのより良い看護ケアを考えるヒントとなるのだ。

実際にこの教育プログラムを看護学生と現役看護師にやってみたところ，「(倒れた後，近所の人に）声をかけられても動けない時，反応できない時，どうしていいか分からなかった。」，「目が覚めた時，状況が分からなかった。(自分は）病気？」，「いつの間にか病院にいた。」，「看護師の顔，距離が近くて嫌だった。」，「看護師が早口。」，「説明してくれても耳・頭に入ってこないわ〜。」など，率直な感想が溢れ出ていた。

3．共感体験：課題の明確化

余裕のない看護師編を視聴してもらう。視聴後，患者体験を通して感じたことを共有し，改善点をグループ内で検討してもらう。学習者が学生の場合，患者目線を通して，不適切な看護の実際を体験することができる。学習者が看護師の場合には，単なる患者体験だけでなく，普段自分たちが行っている看護を客観的に評価し合う機会にもつながる。

実際の体験会でのVR視聴後のグループディスカッションで印象的だったのは，「看護師さん怖かったね。」という学習者からの一言と，それに大きく共感するメンバーの様子だった。同じVRを視聴し体験したからこそできる共感の姿が，そこにはあった。それは決して表面的な共感ではなく，相手の耳となり目となり心で体感したからこそできる奥深い共感の姿であった。

例えば，「大丈夫ですよ」という一言や，患者の目の前で同僚に応援要請をする電話のシーン。現役看護師からすると，管理上必要と判断し日常的に行っている言動だったかもしれない。そして，「でも，よく(大丈夫って）言っているよね。」と，患者中心と分かりながらも，どこか業務中心となっている自身の看護ケアを振り返る機会となっていた。

4．知識の取得：ミニレクチャー（認知症と高齢者の特徴について）

ここで，専門知識の確認をする。“知らないことはできない”，これは至極当然のことだ。また，普段たとえ適切な看護ができていたとしても，経験的に根拠なく行っている看護師も多いのではないだろうか。このステップでは，知識の提供を目的とするとともに，自己点検の時間でもある。単なる知識のインプットだけではなく，内省にもつながる時間となっている。

ここでのポイントは，提供する学習内容を絞ることにある。これを吟味し絞らないと，認知症看護において，最低限必要な知識（この場合，症状や病態，認知症の人の自己認識など）は何かを分からないと，この後のディスカッションがぼやけてしまう。

5．知識の統合による対応策の検討

“知っている”からと言って，必ずしも“できる”にはつながらない。また，“知っている”を“できる”にするためには，アウトプットすることが欠かせない。留意したい点は，このアウトプットする時に，勘違いやエラーが発生するということだ。そこで，得た知識を活用する場を研修内に設け，アウトプットする様子を参加者や教育側が確認することが重要である。もし，勘違いやエラーがあれば，研修内で修正することが可能となるので効果的である。

ただし，今回に関しては，このあとのステップでエキスパートナース編を視聴するため，この時点では大きな介入はせず，学習者らがどのように知識を活用するのか，ファシリテーターらはその実際を見守った。安全な場で間違わせ，学びとさせるのもファシリテーターの大事な関わりの１つである。

また，学習者に対しては，短い時間でも効果的なディスカッションを行い研修のゴールにつなぐことを意識し，具体的なテーマを提示し改善案を検討してもらった。具体的なテーマとは，このあとで提示する学習の到達目標の部分である（表13−４）。これらを明確化することで，研修

表13-4　今回の事例の学習到達目標（その1）

場面	理想的 （心地よい看護師）	ふつう	努力が必要 （心地悪い看護師）	チェックポイント ※★はNG項目
緊急入院を受け入れる時点	「認知症がある」という情報から，患者が覚醒した際に混乱することを予想し，少しでも患者が安心して過ごせるような関わりが必要であることがアセスメントできる。 また，アプローチの方法として，ファーストコンタクトが肝心であることを意識付けできる。	「認知症がある」という情報から，患者が混乱することを予想できる。少しでも患者が安心して過ごせるような関わりが必要であることが，漠然としているが理解できる。 ★センサーマットを用意するなど，患者の行動を最初から制限する方向を検討する。	「認知症がある」という情報から，「大変」，「面倒」，「指示を守ってくれないから危ない」，という自分中心のアセスメントとなっている。 その結果，アプローチの方法として，「インシデントを起こさないように」ということが上位に挙がっている。 ★センサーマットを用意するなど，患者の行動を最初から制限する方向を検討する。	□認知症に対する正しい理解ができる。 ★認知症があるから大変だという思考のみ。 ★アセスメントなしのセンサーマットを敷いている。
	患者安全の観点から，ベッドの高さを一番低くして，ベッド周囲の環境を整え（患者の動きを考えて医療機器などを設置することができる），患者が覚醒した場合に，きちんと環境の説明ができる。	患者安全の観点から，ベッドの高さを一番低くすることができる。	患者の安全や生活動作をふまえた配慮がなく，看護師が管理しやすいことだけを意識し，各種医療機器を設置する。	□患者の状況を理解した環境調整ができる。 ★ベッドの高さが高い。 ★患者の離床を考えず，動きを阻害する配置になっている。
ファーストコンタクト	患者が大声を出し，起き上がろうとしているような場面においても，つねに患者を敬う姿勢で関わることができる。 （後で詳細は追加：声のトーンは低め，口調は柔らかく，本人の視界の中に自ら入るようにして目線を合わせる）。	患者が大声を出し，起き上がろうとしているような場面が見られたら危険と判断し，患者を敬いながらベッドに寝かせる。	患者が大声を出し，起き上がろうとしているような場面が見られたら危険と判断し，強い口調で制し，患者を無理やりベッドに寝かせる。	□患者を一人の人間とし尊重して関わることができる。 ★大きな声 ★きつい口調 ★強い言葉で制する。

表13-4　今回の事例の学習到達目標（その2）

<table>
<tr><td>少し遠くから優しく声をかけ，反応を待つことができる。
患者の名前を呼び，注意を看護師に焦点化させることができる。
看護師の名札を示しながら，自己紹介と挨拶を行う。
例：「〇〇です。Mさん，失礼します。」</td><td>近づいてから，優しい声で話し掛ける。
患者の反応を，待つことができる。</td><td>近づいてから，大きい声で話し掛ける。
患者の反応は，待たない。
例：「何してるんですか！」</td><td>□視覚性注意障害がある患者の場合，注意の焦点化に意識しながら関わる。
★自己紹介しない。
★挨拶しない。
★ため息をつく。</td></tr>
<tr><td>反応，注意を確認しながら，徐々に近づくことができる。
患者に近づく際には，プライベートな空間に入ることをイメージしながら，徐々に近づくことができる。
話しかける際には，腰を下げ，顔を向き合わせ，患者と視線を合わせることができる。
動作は，ゆっくりと行う。</td><td>他の患者と変わりなく近づき，挨拶をする。
患者に近づく際には，プライベートな空間に入ることをイメージし，近づくことができる。</td><td>患者へ挨拶はしない。
病室は病院のものという認識で行動する。</td><td></td></tr>
<tr><td>患者へアプローチする際には，患者の苦痛に関心を寄せる声掛けを行うことができる。
言葉は，短く優しい言葉にする。
患者の反応を見ながら，話しかけることができる。
例：体調いかがですか？
例：お困りですか？
例：お手伝いさせていただきましょうか？</td><td>患者へアプローチする際には，患者の苦痛に関心を寄せる声掛けを行うことができる。
言葉を短くしようという配慮は見られない。
患者の反応は，ときどき気にすることができる。</td><td>患者へアプローチする際には，看護師が観察したいことを中心に声を掛ける。</td><td>★声かけせずにケアをする。</td></tr>
</table>

表13-4　今回の事例の学習到達目標（その3）

	患者からの返答に対しては，その理由を共感的に聴くことで，患者との間に信頼関係を構築することができる。 また，わかりやすく伝えること，見当識を促すことを意識し，難しい医療用語は使用せず，ジェスチャーを交えながら，説明することができる。	患者からの返答に対しては，その理由を共感的に聴くことができる。 また，わかりやすく伝え，難しい医療用語は使用せず，説明することができる。	患者に対し説明をする際には，医療用語を使い，ジェスチャーは交えず，口頭だけで伝える。 患者からの返答に対しては，さらりとかわしたり，看護師側の理由のみを言っており，共感しようとしていない。	★「大丈夫ですよ」という看護師側の視点のみ伝える。
患者との関わり方	患者の身体に触れる際には，同意を得てから触れる。		患者の身体に触れる際には，患者の同意を得ずに体に触れる。	★患者に安易にさわろうとする。
	自分の身体状況について認識ができず，帰りたいという思いが募る患者に対しては，少し歩かせて身体感覚を認知してもらう。	自分の身体状況について認識ができず，帰りたいという思いが募る患者に対しては，歩き出すと危ないことを説明し，ベッドに寝かせる。	自分の身体状況について認識ができず，帰りたいという思いが募る患者に対しては，歩き出すと危ないので，力づくでベッドに寝かせる。または，拘束する。	□身体感覚へのアプローチを行う。 ★患者の行動の制止をする。
	不安を感じている患者に対しては，患者が安心できる情報を提供する。		不安を感じている患者に対しては，今おかれている状況を再度詳しく説明する。	
	看護師がベッドサイドを離れるためにベッド柵をする際には，「掴めるところがあるように」と患者にとって利益となる目線で意味を伝える。 また，患者がいつでも看護師を呼べる安心感を提供できるよう，その都度ナースコールのボタンを見せて説明する。	看護師がベッドサイドを離れるためにベッド柵をする際には，「危ないので」と看護師にとって利益となる目線で意味を伝える。 また，患者がいつでも看護師を呼べる安心感を提供できるよう，その都度ナースコールのボタンを見せて説明する。	看護師がベッドサイドを離れるためにベッド柵をする際には，「危ないので」と看護師にとって利益となる目線で意味を伝える。 ナースコールの位置は，一度説明したら以後は説明しない。また，説明したとしても，口頭のみで伝え，ナースコールは見せない。	□安心して過ごせる時間の提供 □他の患者のケア時間を確保する。 （＝ケアのタイムマネジメント） ★4点柵にする（同意が本来は必要なので）。 ★ナースコールを渡さない。 ★説明を適当にしている（どうせわからないと思っている）。

表13-4　今回の事例の学習到達目標（その4）

	説明をしたあとでも，定期的に患者を見守ることができる。もし患者が再度動き出してしまう場面でも，「忘れているかもしれない」というスタンスで関わることができる。	説明をしたあとでも，定期的に患者を見守ることができる。もし患者が再度動き出してしまう場面があれば，再度先ほど説明したことを伝える。	一度説明をしたあとは，次のケアまで巡回はしない。もし患者が再度動き出してしまう場面があれば，再度先ほど説明したことを伝える。	□定期的な見守り
	点滴ラインが挿入されている患者が動き出そうとする場面でも，患者の苦痛に寄り添い，本人を責めず，やさしい口調でパニックを落ち着かせることを第一優先に対応できる。	点滴ラインが挿入されている患者が動き出そうとする場面では，安全を第一に考え，第一声は強い口調で制す。そのあとは，優しい口調で説明する。	点滴ラインが挿入されている患者が動き出そうとする場面では，安全を第一に考え，強い口調で制する。	□慌てない，焦らない。
	点滴ラインが挿入されている状況で動き出す患者に対しては，安全の視点を持ち関わる一方，点滴を経口に変更することは可能か，代替案も検討する。		点滴ラインが挿入されている状況で動き出す患者に対しては，何としても点滴ラインが抜けないための安全対策しか取ることができない。	□治療法の代替案の検討 ★安易なアセスメントでせん妄だと決めつける。
身体拘束に関して	センサーマットやミトンなどの導入時，必ず他の看護師ともアセスメントすることができる。	センサーマットやミトンなどの導入時，余裕があれば他の看護師ともアセスメントすることができる。	センサーマットやミトンなどを導入時，自身の判断で行い，あとで情報共有する。	
家族に対して	家族からは，患者本人が安心できる人，モノ，言葉などの情報を得て，ケアに反映させる。 また，家族にもケアに参加してもらう。	家族からは，患者本人が安心できる人，モノ，言葉などの情報を得て，ケアに反映させる。 ケアに関しては，看護師に責任があるので，家族には参加してもらわない方がよい。	家族からの情報収集よりも，看護師側が伝えたいことが優先している。 ケアに関しては，看護師に責任があるので，家族には参加してもらわない方がよい。	□家族もチームの一員として捉える。 ★すぐに身体拘束の同意書をパターン化してもらうようにしている。

をする方も受ける方も同じ目標を共有でき，より絞り込んだ具体的な学習につながる。

6．共感体験：対応策の洗練

まずは，VR 教材のエキスパートナース編を視聴し，理想的な看護を受ける患者の一人称体験を行った。その後で表13−4の学習到達目標を提示し，先ほど立案した改善案と照らし合わせながら，さらなる改善を検討してもらった。

ここでの目標は，理想とする看護師の関わり方を患者目線で体感してもらうことにある。適切な看護ケアを受けると，一体どのように患者の心理が変化するのか，その実際をリアルに体感できることに VR の醍醐味がある。バーチャルな世界にもかかわらず学習者からは，「看護師から良い振る舞いを受けた時，安心感を実際に感じることができた」とのコメントがあり，VR を通してリアルに癒される体感をしている様子が明らかとなった。

また，さらなる改善案には，点滴自己抜去後の対応として「“びっくりしましたね”と共感する。」とのコメントがあり，VR の中で実際にエキスパートナースが発していたメッセージがそのまま描かれている様子が印象的であった。これは，ルーブリックの中には記載していないメッセージであり，VR を通してロールモデルを形成していることが推察された。

7．まとめ

認知症の教育は専門職が内省と気づきを繰り返えすことができるようにすることが大事である。考えて，体験して，語ることを通して，自身の中で生じた変化を顕在化させていくことを意識づけていく。

5. まとめ

今回，相手の立場に立つことを基軸に，VRを用いてアルツハイマー型認知症の人の世界を体験したが，指導側が事前に準備しておくべきことがある。教育していくにあたり，誰を対象にするのか，このVRコンテンツで何を達成したいのかを明確にすることである。そして，アルツハイマー型認知症についての教える側自身の知識の確認も必要だ。

学習目標を立てる際には，必ず対象が誰かによって，同じ教材を使う場合でも学習の到達目標を変える。これは教える側なら何か講義を組み立てる際に必ずしていることだろう。

次に教える側は，対象理解のための知識を学生に提供する際の準備をする必要がある。今回の患者設定は，軽度アルツハイマー型認知症の高齢女性であった。当然のことながら，主病であるアルツハイマー型認知症の症状が，高齢女性ではどのように現れるのかを教員もイメージしておく必要がある。そのために，前もってVR教材を見て，知識と登場する看護師の態度や関わりの技術とを結びつけておくことが重要である。特に，ケアの概念的な枠組みはもっておく方が良い。

研究課題

1．自分の体調が良くない時，どんな気分になるか振り返ってみよう。
2．認知症と言われたら自分なら今の状況でどのように周りに期待するか考えてみよう。
3．自分が何かを学習する時の，学習の仕方を振り返ってみよう。
4．常に「なぜ？」と考える癖が身についてるか，ない場合はどうしたらそういう考えになるのか考えてみよう。

引用文献

1. Kitwood T（1993）「Towards a theory of dementia care : the interpersonal process」Ageing and Society. 13, 1, 51–67
2. Rabins, P.V., Mace, N.L., Lucas, M.J.（1982）「The impact of dementia on the family」JAMA, 248, 333–335
3. 株式会社シルバーウッド 「VR 認知症プロジェクト」
https ://peraichi.com/landing_pages/view/vrninchisho（2020年２月閲覧）
4. 山川みやえ，古谷和紀，内藤知佐子編 「特集 VR で未来を変える VR×看護教育患者の立場に立てる教育方法をめざして」看護教育．52(2)：92–99

14 認知症の人に寄り添うための人材育成：地域住民

河野　禎之

《目標＆ポイント》 認知症の人が地域や社会の中で暮らし続けるには，地域住民を含めた周囲の人々への意識啓発を含めた教育的な取り組みが欠かせない。ここでは，特に地域住民を対象とした取り組みを紹介する。
《キーワード》 認知症サポーター，地域住民，住民参加型ワークショップ，他人事と自分事

1．はじめに

認知症の人が真に「認知症と生きる」ことを実現するためには，地域の人々の理解が欠かせない。そのためには，啓発活動を通じた地域住民への教育が重要である。現在，地域住民への意識啓発として最も有名な取り組みの１つが「認知症サポーター養成講座」である。認知症サポーター養成講座は，受講した「認知症サポーター」が1,200万人を越え（2019年12月末時点），海外からも高く評価されている意識啓発プログラムである。しかし，受講して認知症サポーターになったものの，地域や職場で実際に次に何をするべきなのかが分からず，「受講しただけ」で終わってしまっている人が多いことも事実である。それでは認知症の人が「認知症と生きる」ことを実現するには難しい。では，「認知症と生きる」ことのできる地域や社会を実現するために，地域住民の意識と行動を変えるには何が必要なのだろうか。

本章では，まずなぜ「認知症と生きる」を実現するために地域住民と

ともに取り組む必要があるのか，その意義について「自分事」というキーワードをもとに概説する。次に，地域住民とともに取り組んでいる具体的な事例として東京都町田市の取り組みを紹介し，地域住民の意識と行動を変えるために必要な視点やしかけ，工夫について考察する。これらのことを通じて，認知症の人が真に「認知症と生きる」ことを実現するために，地域住民が「認知症の人とともに生きる」存在となりえるには何が必要なのか，その具体的な気づきを得ることを目的とする。

2. 地域住民とともに取り組む意義

（1）認知症の人と地域住民

認知症の人が「認知症と生きる」ために，なぜ地域住民の理解が欠かせないのか。それは，これまでにも既に言及されていることではあるが，認知症の人の生活の場が，「地域」へと移行していることが主な理由の1つである。図14-1は，2008年から5年毎に2018年までの要介護高齢者の介護保険におけるサービス種別の累計受給者数の推移を示したものである。施設サービスの累積受給者数が最近10年で大きな変化がみられない一方，居宅サービスや地域密着型サービスの伸び率が極めて高いことが分かる。要介護高齢者の中には，認知症を主たる理由に要介護状態になった人の割合が最も高いことが知られている。例えば，平成28年の厚労省の調査ではおよそ24.8％で第1位の要因となっている（厚生労働省，2017）。また，図14-2は第8章でも示したが，実際に認知症の人がどこに住んでいるかを，2013年と2016年に調べた東京都の調査結果である（東京都，2017）。ここでも，認知症の人のおよそ6割が居宅で生活していることが示されている。現状では，地域で何らかの介護サービスを受けながら生活を続ける認知症の人が増え続けていることは明らかなことなのである。

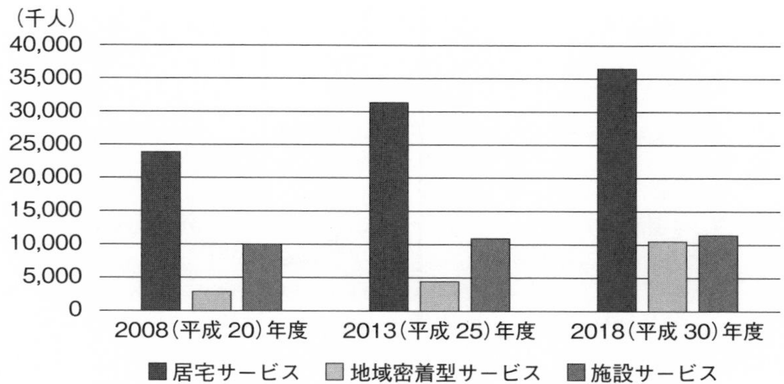

居宅サービス：訪問通所，短期入所等
地域密着型サービス：地域密着型通所介護，認知症対応型共同生活介護等
施設サービス：介護福祉施設サービス，介護保険福祉施設サービス等

図14-１　介護保険においてサービス種類別にみた累積受給者数
（厚生労働省「介護給付費等実態統計」平成20年度，25年度，30年度データより著者作図）

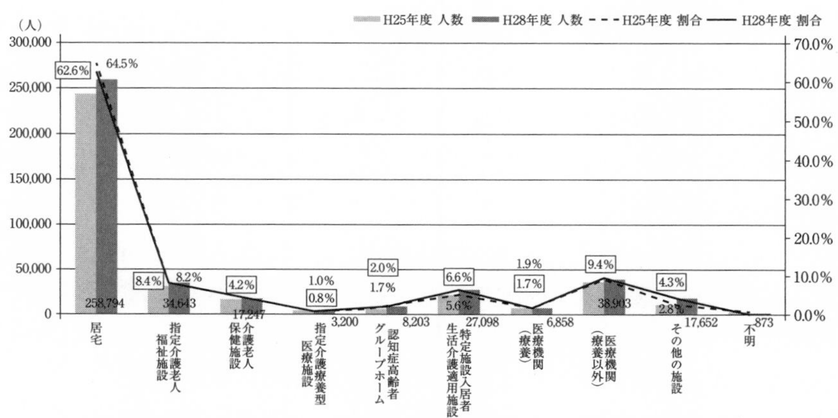

出典：東京都福祉保健局高齢社会対策部「認知症高齢者数等の分布調査」（平成29年３月）

図14-２　認知症の人の居住場所（東京都，2017より抜粋）

多くの人に、私たちのことを、「認知症」のことをもっと知ってほしい。
お店のご主人やバスの運転手さんなど、普段の生活を支えてくれる人たちにも、そして、ご近所さんにも、
多くの人に認知症についてもっと知ってもらいたいと思っています。

スーパーや商店の店員 64%

一般住民 63%

銀行や郵便局の職員 58%

駅の係員やバスの運転手 57%
(どのような人に認知症に対する知識をもっと持ってもらいたいと思うか、に答えた人の割合)

図14−３　認知症の人が思う「認知症のことを知ってほしい」人
(国際大学グローバル・コミュニケーション・センターら，2015より抜粋)

一方，図14−３は，認知症の人およそ300名に対して，「どのような人に認知症に対する知識をもっと持ってもらいたいと思うか」と尋ねた調査項目の回答結果である（国際大学グローバル・コミュニケーション・センター，認知症フレンドリージャパン・イニシアチブ，2015)。「スーパーや商店の店員」に次いで「一般住民」に知ってもらいたいという回答が63％という値として示されている。地域で暮らしていく以上，地域でともに生きる人々に理解を得たいと，約６割の当事者が願っているのである。言い換えれば，地域での暮らしの様々な場面で，地域住民に認知症への誤解や偏見なく接してほしい，何か困ったことがあったら少しでいいので助けてほしいという思いがあるのだろう。さらに視点を広げ，地域包括ケアシステムや地域共生といった枠組みで捉えてみると，地域住民はその一翼を担うことが期待されている存在でもある。地域で認知症の人が「認知症と生きる」ことを実現するには，地域住民は欠かせないパートナーなのである。

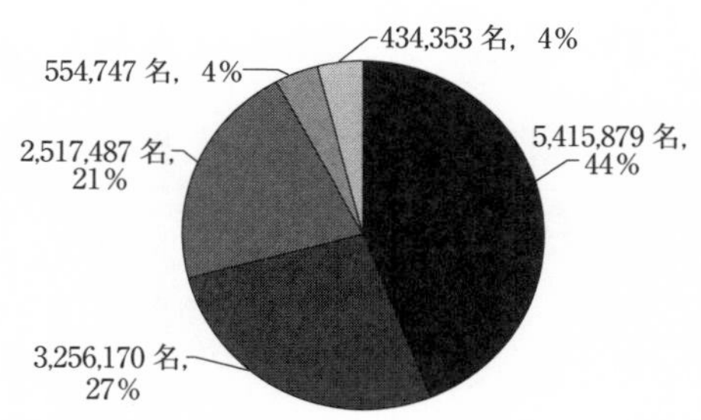

図14−4　受講対象者分類別の認知症サポーター数と割合
（全国キャラバン・メイト連絡協議会，2020より，著者作図）

（2）認知症サポーター養成講座

冒頭でも述べたが，地域住民に対する認知症の意識啓発に関して，最も有名な取り組みが「認知症サポーター養成講座」である。認知症サポーター養成講座は，「認知症に対する正しい知識と理解を持ち，地域で認知症の人やその家族に対してできる範囲で手助けする『認知症サポーター』を全国で養成する」ためのプログラムである（厚生労働省のホームページより）。認知症サポーターの数は，2019年12月末時点で1,200万人を越えるほどに取り組みが進められている（全国キャラバン・メイト連絡協議会，2020）。図14−4は，認知症サポーター養成講座を受けた対象者の分類別の人数を示したものであるが，住民が約4割，学校が約2割強，企業・団体が約2割となっている。地域住民に対して幅広くアプローチできている取り組みと言えよう。

認知症サポーター養成講座の内容は，表14−1に示した90分の内容が基本カリキュラムとなっており，認知症の症状や支援のポイント，治療や予防の考え方，接する時の心がまえ，介護者の気持ちへの理解などの基本的な項目が盛り込まれている。これらを受講することで「認知症サ

表14-1　認知症サポーター養成講座の基本カリキュラム

基本となる内容	標準時間	基本となる内容	標準時間
●認知症サポーター100万人キャラバンとは	15分	●認知症を理解する(2) 5 認知症の診断・治療 ・早期診断，早期治療が大事なわけ ・認知症の治療 ・認知症の経過と専門家との関係　成年後見制度／地域福祉権利擁護事業 6 認知症の予防についての考え方 7 認知症の人と接するときの心がまえ 8 認知症介護をしている人の気持ちを理解する	30分
●認知症を理解する(1) 1 認知症とはどういうものか 2 認知症の症状 3 中核症状 症状１　記憶障害 症状２　見当識障害 症状３　理解・判断力の障害 症状４　実行機能障害 症状５　感情表現の変化 4 周辺症状とその支援 ・元気がなくなり，引っ込み思案になることがある ・身のまわりのことに支障が起こってくる ・周辺の人が疲弊する精神症状 ・行動障害への理解	30分	●認知症サポーターとは ●認知症サポーターのできること	15分

（計90分）

（全国キャラバン・メイト連絡協議会のホームページより抜粋，改変）

ポーター」として認められ，シンボルグッズである「オレンジリング」が授与される。一方，認知症サポーター養成講座を企画・立案および実施する役割を担うのが「キャラバン・メイト」と呼ばれる人材だが，このキャラバン・メイトの養成講座もカリキュラム化されている。一連のプログラムがパッケージとして準備されることで，日本全国に広く展開することが可能になっているのである。こうした認知症サポーターに関する取り組みは海外からも高い評価を受けており，例えば，第８章でも紹介した「認知症の人にやさしいまち」の取り組みを，世界で最も先進的に進めている英国では，認知症サポーターの制度を手本として「Dementia Friends」と名付けたプログラムを推進しているほどである。

一方，認知症サポーター養成講座が幅広く展開され，認知症サポーターが増えるほどに新たな課題も顕在化している。それは，認知症サポーターの活用である。認知症サポーターとなった後，地域や職場でどのような取り組みができるのかが具体化されているところは少なく，「受講しただけ」で終わってしまっている認知症サポーターが多いという現実がある。厚生労働省も，2019年に公表した「認知症施策推進大綱」の中で，「認知症サポーター養成講座を修了した者が復習も兼ねて学習する機会を設け，座学だけでなくサポーター同士の発表・討議も含めた，より実際の活動につなげるための講座（「ステップアップ講座」）の開催機会を拡大する」と示しているように，意識啓発の後の具体的な行動変容を促そうと施策を打ち出している（厚生労働省，2019）。地域住民への意識啓発だけでは，認知症の人が地域や社会で「認知症と生きる」ことを実現することは難しいのである。では，認知症サポーターを含めた地域住民の「次の一歩」を実現するためには何が必要なのだろうか。

（3）「他人事」と「自分事」

残念ながら，多くの地域住民にとって「認知症」は「他人事」である。家族に認知症の人がいて実際に介護に関わっている人や，問題意識をもって認知症サポーター養成講座を受講する人が相当数いるものの，そうではない人が圧倒的に多いのが現実だろう。中には，「認知症」とは「厄介なもの」で，できるだけ認知症にならないように，あるいは「厄介なもの」に対応できるように知識をつけたいと考えている人も少なくない。「認知症サポーター養成講座」はこれらの意識を打破しようと企画されているが，90分という枠組みの中でその全てを達成することには限界も多い。「他人事」で捉える限り，認知症は「専門家」により解決される課題としか認識されない。地域住民一人ひとりの行動にはつながらないのである。地域や社会を構成する圧倒的多数の「他人事」という意識を，いかに「自分事」という意識へと変え，そこに行動する意義を見出してもらえるかが鍵となるのである。

認知症の課題を「自分事」として捉え直すためには，認知症に関する知識の伝達だけでは十分ではない。家族の誰か（あるいは自分自身）が認知症の診断を受けるという体験は「自分事」となる最も典型的な契機ではあるが，それは能動的な機会とは言いがたい。一方，現在では「認知症の人本人からの発信支援」が進められ，認知症サポーター養成講座や意識啓発の講演会の講師として認知症の当事者が登壇することも増えてきている。これらの当事者との出会いは，認知症に対する意識を大きく変え，「自分事」として捉える契機として期待できる。しかし，それでも身近な問題としてはまだ認識されづらいため，自分の「次の一歩」としての具体的な行動に結びつくには限界も残るだろう。

では，地域住民一人ひとりにとって「自分事」となるには何が必要なのだろうか。もちろん，上記のような認知症サポーター養成講座などの取り組みは必要であり，継続されるべきである。しかし，それらに加えて地域住民が「どんな地域／社会で生きたいか」という目的的な視点をもつことが重要である。言い換えれば，自分が認知症となった時，どんな地域／社会であれば安心して暮らせるのかを想像するのである。認知症の予防が確立されていないことは周知の通りであるが，それは誰もが認知症になりうるということでもある。もし，自分が認知症になったとしたら，「厄介なもの」として扱われる地域や社会で暮らしたいのか，それとも認知症であったとしても，自分の存在が否定されることなく「認知症と生きる」ことができる地域や社会で暮らしたいのかということなのである。未来は誰にとっても「自分事」である。そして，未来をつくるために「今を変える」という意識をもつことこそ，地域住民の「次の一歩」を踏み出すために不可欠なものと言えるだろう。

3. 地域住民とともに取り組むまちづくり

(1) 町田市の取り組み

認知症を「自分事」と捉え，自分たちがどのような地域や社会で生きていきたいかを描く。このことを具体的に実践するにはどうすれば良いのだろうか。その1つの実践例として，ここでは東京都町田市の取り組みを紹介する。

東京都町田市は東京の南西部に位置する，人口約43万人の都市である。また，認知症の人にやさしいまちづくり（第8章参照）を推進する多彩な取り組みを展開していることで全国的に知られている都市でもある。これまで，町田市は認知症カフェや認知症サポーター養成講座をはじめとした取り組みを進める中で，カフェの運営者やサポーター養成講座に関わる人々が，より主体的に，より連携を深めながら取り組みを展開することができないかという問題意識をもっていた。そこで，2016年からNPOや大学研究者らとともに，「認知症カフェ」と「認知症サポーター養成講座」という2つのテーマについて，企画・運営者や医療・介護専門職，行政関係者，認知症の当事者，家族，地元企業，地域住民が参加するワークショップを開催した。そこでは，2つのテーマそれぞれについて「取り組みの評価指標をつくる」という目的を設定しグループに分かれながら，自分たちが何を目指して取り組みを進めているのか，それについて何を目安に評価するのかを全員で共有しながら決めるという作業を行った。

具体的には，それぞれの取り組みの評価のコアとなる要素を整理した

表14−2　東京都町田市での「認知症カフェ」をテーマとした評価指標の一部

要素	レベル１	レベル２	レベル３	レベル４	レベル５
認知症の本人にとっての場の意味	行きたくない場所	しぶしぶ連れて来られる場所	定期的に来られる場所	友人を連れて来られる場所	誰もが自由に参加でき，来てよかったと思える場所

表14−3　東京都町田市での「認知症サポーター養成講座」をテーマとした評価指標の一部

要素	レベル１	レベル２	レベル３	レベル４	レベル５
認知症の本人のプログラムへの関わり方	本人が関わっていない	本人が参加者として出席する	本人が体験を話す	プログラムの中で本人の役割がある	本人がプログラムの企画に参加する

うえで，その要素を５つの段階（レベル１：最初の一歩の状態〜レベル５：理想のゴールの状態）で記述することを行った。表14−2は，認知症カフェをテーマとした例である。認知症カフェの重要な要素として「認知症の本人にとっての場の意味」という要素を設定し，グループワークの結果，レベル１（最初の一歩）は「(認知症の人が）行きたくない場所」という段階，次が「しぶしぶ連れて来られる場所」という段階，そしてレベル３は「定期的に来られる場所」，レベル４が「友人を連れて来られる場所」という段階，最終的なゴールとしたレベル５を「誰もが自由に参加でき，来てよかったと思える場所」という段階とした。同様に表14−3は認知症サポーター養成講座をテーマとした例である。認知症サポーター養成講座の重要な要素として「認知症の人のプログラムへの関わり方」という要素を設定し，レベル１を「(認知症の）本人が関わっていない」段階，次が「本人が参加者として出席する」段階，レベル３は「本人が体験を話す段階」，レベル４が「プログラムの

中で何らかの本人の役割がある」段階，レベル５を「本人がプログラムの企画に参加する」段階とした。

これらの作業を進める中で，その場にいる全員が，自分たちがどのような認知症カフェや認知症サポーター養成講座を目指しているのか，今の自分たちはどの段階にあるのか，次の段階に進むにはどのような工夫や行動が必要なのかなどを活発に話し合うようになった。そこには，専門職や行政関係者などと一緒に話し合いに参加する認知症の当事者や地域住民の姿もあった。参加者が対等な関係性の中で，一緒になってどんな取り組みにしたいのかを描くことができたのである。そして，これらの取り組みから住民参加型による協働作業の長所が確認され，それぞれの個別の取り組み（認知症カフェや認知症サポーター養成講座）だけではなく，町田市としての認知症施策全体のビジョンを作成するためのワークショップを開催することになったのである。

(2) まちづくり・地域づくりを担うのは誰か

上記の流れをうけて，町田市では市全体の認知症施策のビジョンを作成するためのワークショップを，2016年９月に開催した。参加者として，医療・介護専門職，行政関係者，認知症の当事者，家族，地元企業，地域住民などの総勢40名以上が集まることとなった（写真14-１）。ワークショップでは，参加者一人ひとりが認知症の人（あるいはこれから認知症になりうる自分）の視点に立ち，「町田市がこうあったらいい」という状態を話し合うことが求められた。具体的には，英国で取り組まれていた事例を参考に（Department of Health, 2010），主語が「私」から始まる文章として，理想とする「認知症にやさしいまち」の状態像を記述するグループワークを実施した。その中で，参加者は自分たちの町がどうであれば認知症の人も住みやすいのか，自分が認知症になったと

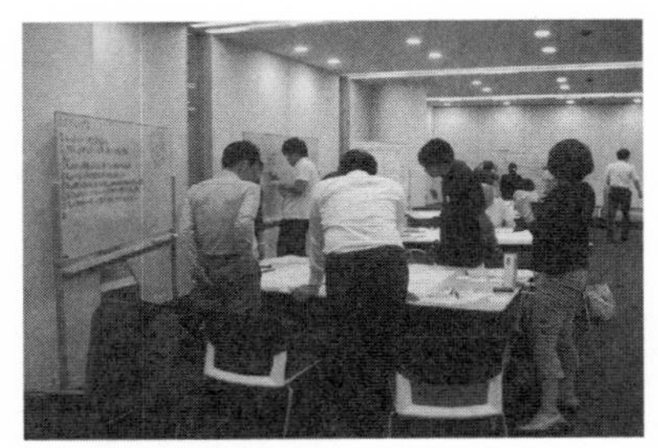

写真14−1　町田市で行われた住民参加型ワークショップの様子

してもどうしたら安心して住み続けられるのかを議論した。その後，専門家によるレビューを数回行った後，再び住民参加型の公開ワークショップを開催し（2017年１月），最終的に表14−４の「認知症の人にやさしいまち　まちだビジョン」を策定・公表するに至った（町田市，2019）。

このワークショップで最も象徴的だったのは，これまでの認知症ケアの文脈では登場しなかった，地域を構成する様々な人＝地域住民が，認知症の人とともに同じテーブルで自分たちの住むまちについて真剣に話し合っている姿であった。現在，認知症の人にやさしいまちづくりの取り組みが全国各地で注目を集めているが（第８章参照），そのまちをつくるのは，そのまちに住む人々である。国や自治体が施策レベルでまちづくりを進めるための枠組みを用意したとしても，最後に地域で役割を担うのは一人ひとりの住民である。自分たちのまちがどうあると良いのか，今はどうなっているのか，次に何をすると良いのか，そうした目指す方向性が共有されていなければ，地域に住む人々が主体的にまちづくりに関わることは難しいだろう。町田市が市全体の認知症施策のビジョンを住民参加型でつくり上げた理由も，「認知症にやさしいまち　まちだビジョン」を行政が一方的に示すのではなく，地域の人々とともに取り組みを一丸となって進めていきたいという思いがあったからである。

これまでに示した町田市の取り組みからは，地域住民が認知症を「自分事」と捉え，自分たちがどのような地域や社会で生きていきたいかを描くためには，認知症の当事者や家族を含め，地域住民がお互いと出会

表14−4　認知症の人にやさしいまち　まちだビジョン

1. 私は，早期に診断を受け，その後の治療や暮らしについて，主体的に考えられる。
2. 私は，必要な支援の選択肢を幅広く持ち，自分に合った支援を選べる。
3. 私は，望まない形で，病院・介護施設などに入れられることはない。望む場所で，尊厳と敬意をもって安らかな死を迎えることができる。
4. 私は，私の言葉に耳を傾け，ともに考えてくれる医師がいる。
5. 私は，家族に自分の気持ちを伝えることができ，家族に受け入れられている。
6. 私の介護者は，その役割が尊重され，介護者のための適切な支援を受けている。
7. 私は，素でいられる居場所と仲間を持っており，一緒の時間を楽しんだり，自分が困っていることを話せる。
8. 私は，趣味や長年の習慣を続けている。
9. 私は，しごとや地域の活動を通じて，やりたいことにチャレンジし，地域や社会に貢献している。
10. 私は，認知症について，地域の中で自然に学ぶ機会を持っている。
11. 私は，経済的な支援に関する情報を持っており，経済面で生活の見通しが立っている。
12. 私は，地域や自治体に対して，自分の体験を語ったり，地域への提言をする機会がある。
13. 私は，認知症であることを理由に差別や特別扱いをされない。
14. 私は，行きたい場所に行くことができ，気兼ねなく，買い物や食事を楽しむことができる。
15. 私は，支援が必要な時に，地域の人からさりげなく助けてもらうことができる。
16. 私たちも，認知症の人にやさしいまちづくりの一員です。

※この文章における私とは，認知症である私と，そしてこれから認知症になりうる私を指します。

い，対話が行える「場」をいかに設計するかが重要であることが分かる。その場は，目的が明確化され，参加者が対等な関係性の中で出会い，お互いを尊重した形で対話が重ねられるように設計される必要がある。地域住民とともに取り組みを進めようとする場合，この「場」の設計に十分な時間と労力を費やす必要があるだろう。そうして設計された出会いと対話の場を通じて，「自分たちのまちは，自分たちでつくる」という意識が地域住民の中で醸成されることで，それぞれの具体的な「次の一歩」へと行動が続いていくはずである。

（3）取り組みの効果

ここでは，上述したような地域住民を巻き込んだ町田市の取り組みが，地域にどのような効果をもたらしたのかについて検証してみる。住民参加型ワークショップで作成された表14‒4の「認知症の人にやさしいまち　まちだビジョン」は，16の「私」（英語で「Ｉ：アイ」）から始まる文章であることから「16のまちだアイステートメント」と呼ばれ，町田市のケアパスにも記載されている（町田市，2019）。また，Webページやコンセプトブックが作成され，市民向けにも広く情報発信が進められている（参考文献を参照）。これらは，地域住民に対して少しでも意識啓発の輪を広げようという試みである。一方，認知症カフェや認知症サポーター養成講座などの具体的な取り組みを進めている人たちへは，自分たちの取り組みがこの16のアイステートメントのうち，特に何番目のものを実現することにつながっているのかを振り返ってもらうことが望まれている。アイステートメントの実現を加速するためには何が必要なのかを考える契機とし，各々の取り組みの点検の目安として機能するように展開されているのである。

そして，町田市のワークショップ後のこれらの動きの中で，とりわけ特徴的なものとして「Ｄサミット」を挙げることができる。Ｄサミットは，ワークショップ後に年に１度開催されている，認知症の人の暮らし

表14-5　町田市Dサミット（2020年２月15日開催）で扱われたテーマ

カフェ	介護施設	お金のこと
しごと	家族の視点	お出かけ
学ぶ	病院	買い物

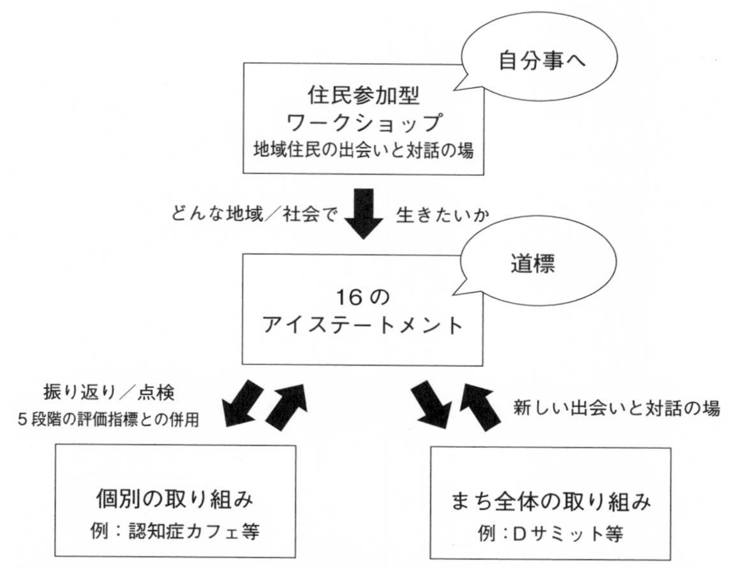

図14-5　町田市の住民参加型ワークショップがその後の取り組みに与えた影響

に関する様々な話題を地域住民とともに話し合うことを目的としたイベントである。2019年は，全体のテーマを「“認知症の人にやさしいまちづくり”のすすめかた」とし，表14-5に示した９つのトピックに分かれ，それぞれのトピックが16のどのアイステートメントと結びついているのか，アイステートメントを実現するためには何が必要なのか，参加者が活発に話し合うものとなった。こうした場が定期的に存在するという意義は大きい。その場では，これまでの取り組みの共有が図られるだけではなく，地域の人々との新たな出会いと対話が繰り返し生まれているからである。新しい出会いと対話は，既存の取り組みの改善に向けた新しい示唆をもたらすとともに，その時々のまちに必要な新たな取り組みを明らかにするのにも不可欠なものとなる。

このように，町田市での住民参加型のワークショップは，情報発信による意識啓発のほか，その後の地域の取り組みに「道標」をもたらした。図14−5に示したように，16のアイステートメントは，個別の取り組みを進める人にはこれまでの振り返りや点検をする「道標」となり，地域全体には地域住民が出会い，対話する場を設けるための「道標」となっているのである。地域住民との接続点が仕組み化され，取り組みの継続性につながっているとも言えるだろう。

4. まとめ

(1) 当事者も住民である

ここまで，認知症の人が「認知症と生きる」ことを実現するためには地域住民を巻き込むことが欠かせないこと，地域住民への意識啓発のアプローチとして認知症サポーター養成講座は有力な方法だが，受講後の「次の一歩」の行動につながりにくいという課題が残ること，行動につなげるためには地域住民一人ひとりが「自分事」として認知症の課題を捉える必要があり，そのためには「どんな地域／社会で生きたいか」といった未来を描くことが1つのきっかけになりうるということを述べた。そして，その実践例として町田市での取り組みを紹介し，個別の取り組みやまち全体の取り組みの双方において，住民参加型のワークショップのような，地域住民が出会い，対話することができる「場」を準備することの重要性を確認した。

このように,「地域住民」を対象とした取り組みを振り返った時に,改めて問い直した方が良いことがある。それは,「地域住民とは誰なのか」という問いである。もちろん,「地域住民」とはその地域に暮らす人をはじめ，仕事などで何らかの関係性をその地域に有する人を含めて指すことは言うまでもない。しかし，その地域に暮らす認知症の当事者も含まれることを忘れてはならない。町田市の事例でも触れたように,地域住民が出会い，対話をする場には，その地域に住む当事者も何らかの形で可能な限り参加できるようにした方が良い。地域住民が，自分たちの地域に暮らす一員として，認知症の人と出会うことには大きな意味がある。自分たちの地域の未来を描き行動することが，今を生きる認知症の人にとってどのような変化をもたらすかを直接教えてくれるはずだからである。そこで得られた変化が，今の取り組みをさらに加速させることにつながることも十分に考えられるだろう。

(2) 誰にとっても「自分事」となるために

最後に,「自分事」という言葉についてもう一度振り返ってみる。「どんな地域／社会で生きたいか」といった未来を描くことがきっかけとなったとしても，地域住民一人ひとりが認知症の課題を「自分事」として，同じような意識で捉えることが本当にできるのだろうか。そもそも，地域住民とは,「地域住民」というラベルをつけると途端に顔の見ない集団のように思えてしまうが，その実体は，一人ひとりが基本的には異なる家族をもち，異なる仕事や役割をもち，異なる人生を生きる人々である。「認知症」に関する意識や考え方は当然異なるし,「自分事」としての理解の深さも人によってまったく異なるだろう。それらはおそらく現実的には仕方のないことである。そのため，地域住民を巻き込むためには，今回取り上げた以外の様々な切り口からの取り組みが複数必要になる。そこで重要になってくることは，結局のところ，地域住民がそれぞれに関わる意味を見出だせるかどうかである。誰にとっても，「どんな地域／社会で生きたいか」という問いは「自分事」であるのは確かだが，それ以外にも「自分事」となる問いを用意すべきだろう。それは，例えば「認知症になったとしても，どんなバスだったらでかけたいと思うか」という問いであれば，バス会社の人にとって「自分事」になるだろうし，「どんなカフェだったら行きたいと思うか」という問いであれば，カフェの経営者にとって「自分事」になる。小さな場面でも，そこに関わる人を巻き込むことのできる魅力的な問いを用意することができれば，より多くの場面で様々な地域の人々と協働することができるだろう。

認知症の人が，「認知症と生きる」ことができている風景の中では，地域住民は「認知症の人とともに生きる」存在となっているはずである。そのためには，地域住民が認知症の課題を「自分事」として考えることのできる問いを立てることが，最初の一歩となるのである。

研究課題

1．地域包括ケアシステムにおける地域住民の役割について考えてみよう。
2．自分にとって認知症が「自分事」と思えるのはどんな時なのかを考えてみよう。
3．全国の「認知症の人にやさしいまち」の取り組みのうち，「住民参加型」の取り組みについて調べてみよう。
4．自分が今住んでいる地域を思い浮かべ，自分が認知症になったとしてどのような地域に変われば暮らしやすいかを考えてみよう。
5．どんな人に認知症を「自分事」と捉えてほしいかを思い浮かべ，その人が「自分事」となるような問いを考えてみよう。

引用文献

1. Department of Health (2010) Quality outcomes for people with dementia : building on the work of the National Dementia Strategy.
https ://www.gov.uk/government/uploads/system/uploads/attachment_data/file/213811/dh_119828.pdf
2. 厚生労働省（2009）「平成20年度介護給付費実態調査結果の概況（平成20年５月審査分～平成21年４月審査分)」
https ://www.mhlw.go.jp/toukei/saikin/hw/kaigo/kyufu/08/index.html
3. 厚生労働省（2014）「平成25年度 介護給付費実態調査の概況（平成25年５月審査分～平成26年４月審査分)」
https ://www.mhlw.go.jp/toukei/saikin/hw/kaigo/kyufu/13/index.html
4. 厚生労働省（2017）「平成28年国民生活基礎調査の概況」
https ://www.mhlw.go.jp/toukei/saikin/hw/k-tyosa/k-tyosa16/index.html

5. 厚生労働省（2019）「認知症施策推進大綱について」
https://www.mhlw.go.jp/stf/seisakunitsuite/bunya/0000076236_00002.html
6. 厚生労働省（2019）「平成30年度 介護給付費等実態統計の概況（平成30年5月審査分～平成31年4月審査分）」
https://www.mhlw.go.jp/toukei/saikin/hw/kaigo/kyufu/18/index.html
7. 国際大学グローバル・コミュニケーション・センター，認知症フレンドリージャパン・イニシアチブ（2015）「認知症の人にやさしいまちづくりガイド：セクター・世代を超えて，取り組みを広げるためのヒント」
http://www.glocom.ac.jp/project/dementia/wp-content/uploads/2015/04/dfc_guide.pdf
8. 全国キャラバン・メイト連絡協議会（2020）「令和元年12月末認知症サポーターの人数（平成17年度からの累計）」
http://www.caravanmate.com/web/wp-content/uploads/2020/01/R01.12index01.pdf
9. 町田市（2019）「知って安心認知症（町田市版）」
https://www.city.machida.tokyo.jp/iryo/old/shiminnokatae/ninchishojoho/shitte.files/carepass_2019.pdf
10. 東京都（2017）「東京の高齢者と介護保険　データ集」
https://www.fukushihoken.metro.tokyo.lg.jp/kourei/shisaku/koureisyakeikaku/07keikaku3032/07sakutei/iinkai01.files/13.pdf
11. 厚生労働省「認知症サポーター」
https://www.mhlw.go.jp/stf/seisakunitsuite/bunya/0000089508.html
12. 全国キャラバン・メイト連絡協議会．認知症サポーター養成講座　基本カリキュラム．
http://www.caravanmate.com/education/

参考文献

1. まちだDマップ：https : //www.dementia-friendly-machida.org
2. NPO 法人認知症フレンドシップクラブ（2018）みんながつくる認知症フレンドリーまちだ．株式会社 DFC パートナーズ

15　認知症をきっかけとした地域共生の展望

山川　みやえ

《目標＆ポイント》 生活上不具合を起こす健康問題は認知症だけではないが，高齢化に伴い増加する認知症をきっかけとして，誰にでも住みやすい社会を創れることが，今後の超高齢社会での我が国の発展につながる。多世代を巻き込んだ地域共生について述べる。
《キーワード》 多世代交流，地域共生

1．認知症にやさしいまちづくりと地域共生

認知症にやさしいまちづくりと言うと，地域包括ケアシステム（第2章参照）の流れから，どうしても福祉的な色合いが濃くなっている活動が多い。そうなると，ほとんどの活動は，関係者しか集まらない閉じた形のものになってしまう。よく聞くのは「認知症カフェ」という名前のカフェには行きたくないという当事者が多いことだ。その他の徘徊SOSなどの取り組みも，本当に困っている人達や自治体，警察関係者などしか巻き込めないということになる。

しかし，第2章や第13章，またその他の章でも取り上げているように，パーソン・センタード・ケアを実現するには，周りにいる人たちの協力が欠かせない。つまり，認知症にやさしいまちづくりを達成するには，多世代や多分野を巻き込んだ話になる。

これまで認知症を主に取り扱ってきた福祉の視点から見た場合はどうか。福祉の範囲はどこまで広がるのだろうか。2000年に介護保険制度が

整えられて以来，高齢者領域では福祉＝介護保険というイメージができてしまっているように思える。そもそも福祉には，狭義と広義の意味合いがあり，狭義には，生活困窮者に対する公的扶助，広義には全国民を対象に一般的な生活問題の解決を目指す取り組み（標準社会福祉用語辞典より）を指している。本稿では，もちろん広義の定義に則って，認知症のある人にとっての福祉的やさしいまちづくりについて考えたい。

2. 認知症施策と多世代交流，地域共生までの変遷

認知症にやさしいまちづくりのために，まずは，これまでの国の政策の変遷を紹介しよう。国の方針に沿って今現在の認知症についての様々な活動が成り立っているので，変遷を知ることは，今の取り組みを考えるうえでも非常に重要である。

2013年の12月にロンドンで「G8 認知症サミット」が開催された。これは，世界的な高齢化とともに認知症の問題も国際化しているために，各国が協力して認知症がもたらす諸問題の解決を目指すことを目的に行われたものである。

それを受け，2014年に G7 各国の関係者などを集め，厚生労働省，独立行政法人 国立長寿医療研究センター，社会福祉法人浴風会 認知症介護研究・研修東京センターが認知症サミットの日本の後継イベントを開催した。ちなみに，この独立行政法人 国立長寿医療研究センター，社会福祉法人浴風会 認知症介護研究・研修東京センターという組織は，今の様々な国内の認知症の施策を厚生労働省の委託を受けながら進めてきたところだ。この2014年の認知症サミットの日本後継イベントは，下記のような目的で開催された。

各国の協力により認知症への取組が推進されようとしているな

か，下記のテーマに関して，関係者が集い，知見や経験を共有する。併せて，世界でまれに見る速さで高齢化が進んでいる日本の取組等について，本イベントを通じて世界に発信し，認知症分野での国際貢献を目指すとともに，これを契機とした国内施策の更なる充実・発展を目指す。

厚生労働省「認知症サミット日本後継イベントの開催」より抜粋

これを見ると，65歳以上の人口の割合を示す高齢化率が，世界の中で断トツのトップである日本が，認知症の諸問題を牽引していく役割があることを政府も認識していることが分かる。実際に，このイベントで，首相は新しいケアと認知症の予防のモデルをつくっていくと宣言した。実はこの年から認知症に関する様々な取り組みが飛躍的に発展したと言える。

このサミットの前年（2013年）に厚生労働省は，「認知症施策推進５か年計画（オレンジプラン）」を開始していた。その中で，認知症の人が自宅で過ごせるためのマニュアルを各市町村に作成させ，地域での生活を支える医療，介護サービスの構築を進めてきた。それが2014年の政府の国家戦略にすべき課題として取り上げられたことによって加速した。そして厚労省は先のオレンジプランをさらに発展させた「認知症施策推進総合戦略～認知症高齢者等にやさしい地域づくりに向けて～（新オレンジプラン）」を策定するという流れになった。

新オレンジプランは2015年に開始され，５年間の解決すべき課題を提示しており，認知症があっても，認知症をもつ人が自分らしく，暮らしなれた地域で生活できるように，地域の環境やサポート体制を整えるための地域包括ケアシステムを構築することが重要だとしている。新オレンジプランは，以下の７つの柱から成り立っている（厚生労働省 HP

認知症施策推進総合戦略より引用)。この新オレンジプランの前提にあるのが地域包括ケアシステムの考え方になっている。

1．認知症への理解を深めるための普及・啓発の推進
2．認知症の容体に応じた適時・適切な医療・介護等の提供
3．若年性認知症施策の強化
4．認知症の人の介護者への支援
5．認知症の人を含む高齢者にやさしい地域づくりの推進
6．認知症の予防法，診断法，治療法，リハビリテーションモデル，介護モデル等の研究開発及びその成果の普及の推進
7．認知症の人やその家族の視点の重視

新オレンジプラン開始時に，介護保険制度も改正され，医療，介護，生活支援，介護予防の４つの視点が重要だとされた。この流れで2025年の団塊の世代が後期高齢者になる年までに，地域包括ケアシステムの実現を目指すとされた。

さらに，第２章で紹介しているような，認知症施策推進大綱（2019）が策定され，新オレンジプランの基本の７つの柱から，下記の５つの柱に沿って施策を推進する。その際，これらの施策は全て認知症の人の視点に立って，認知症の人やその家族の意見を踏まえて推進することを基本としている。

1．普及啓発・本人発信支援
2．予防
3．医療・ケア・介護サービス・介護者への支援
4．認知症バリアフリーの推進・若年性認知症の人への支援・社会参加支援
5．研究開発・産業促進・国際展開

この大綱では，「2025年を目途に，尊厳の保持と自立生活の支援の目

的のもとで，可能な限り住み慣れた地域で，自分らしい暮らしを人生の最期まで続けることができるよう，地域の包括的な支援・サービス提供体制（地域包括ケアシステム）の構築を推進する」とされている（厚生労働省，2019)。

この大綱が出される少し前に，地域包括ケアシステムを深化させたものとして，地域共生社会という概念が出てきた。厚生労働省によると，「地域共生社会とは，このような社会構造の変化や人々の暮らしの変化を踏まえ，制度・分野ごとの縦割りや『支え手』，『受け手』という関係を超えて，地域住民や地域の多様な主体が参画し，人と人，人と資源が世代や分野を超えつながることで，住民一人ひとりの暮らしと生きがい，地域をともに創っていく社会を目指すものです。」としている。

さらに，この地域共生社会は，行政だけのものではなく，企業などの民間組織も巻き込んだ形で住民と協同してつくり上げていくものとしている。つまり，認知症における地域共生社会とは，地域にあるものをなんでも使って，認知症の人を含めた地域住民全体にとってより良いまちづくりを進めていくということになる。

3. 目指す地域共生とは何か

地域共生社会と言うと，その理念や目的から，非常に心地の良い言葉であるが，実践するのは非常に難しいものがある。その理由は，認知症だけでなく，身体障がい者，知的障がい者，精神疾患患者，発達障がい者など生きにくさを抱えている人達への差別の歴史を見るとよく分かる。

以前の日本は，図15-1にあるように，差別型と言われる地域社会であった。いわゆる村八分のような扱いで，生きにくさを抱えている者たちをコミュニティから排除しようというものである。姥捨て山というの

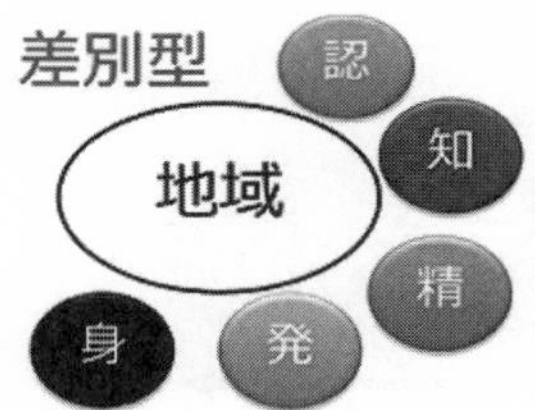

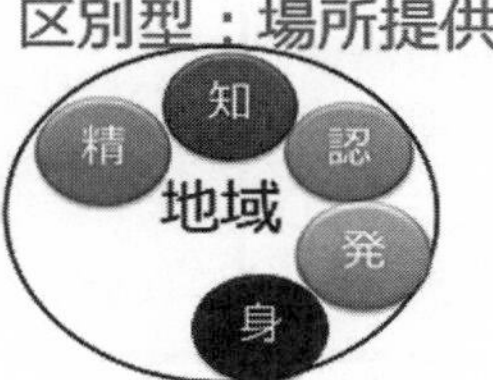

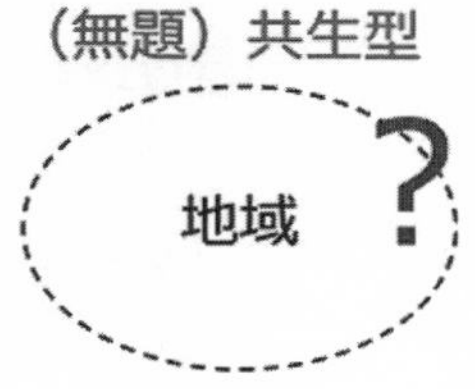

図15-1　目指す地域社会の形は？

もこのタイプである。当然のことながら，差別につながるため，こうなってはいけない。

区別型の社会とは，コミュニティの中にはあるが，生きにくさを抱えている者をラベリングし，分類した家で，居場所をつくろうとしているものである。高齢者で介護が必要な人はデイサービスを使い，その後は施設，と言うように，その人の居場所をコミュニティの中で用意をして，一見配慮していそうだが，対象者に選択肢があまりない。この区別型も，当事者にとって良いかどうかは分からない。本当に私たちが目指すべき地域共生とは，その地域の中で，認知症の人のこれまでの日常の形をできるだけ変えずにいられるようにできる社会である。それには，認知症の人のこれまでの生活をよく知り，また地域資源として何があるのか，どんな工夫が誰のためにできるのかということを考えることが重要である。

4. 早期発見・早期対応から重症化を予防するための秘策

地域共生社会の理想的な形として，認知症の人の困り事を他人事として捉えるのではなく，自分も認知症になるかもしれないと思うことが重要である。これは，先に述べた新オレンジプランの中でも強調されてい

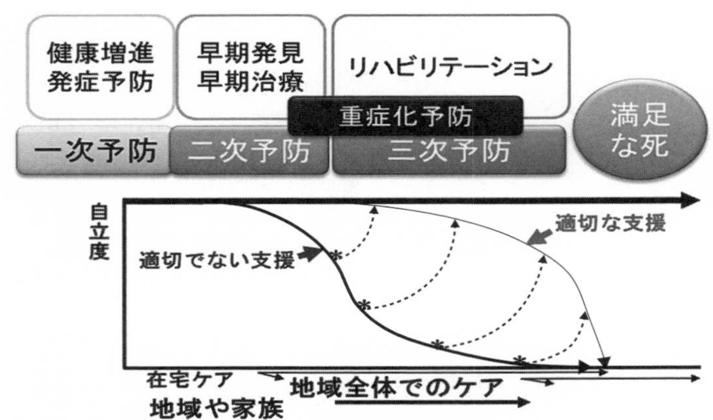

図15−2　認知症の進行に沿った予防の種類
(山川みやえ，繁信和恵編「認知症：本人と家族の生活基盤を固める多職種連携」より著者改変)

る。今現在，認知症にならないようにする確固たる予防法はないが，認知症になった後で，徐々に病気が進行していく中で重症化するのを予防する方法を模索することも，その１つと言える。

図15−２は，認知症の進行に合わせた予防の概念を入れた図である。医学的には，病気の予防には，発症予防の１次予防，早期発見・早期治療（対応）の２次予防，リハビリテーションや症状緩和する３次予防がある。この過程で，自助・互助・共助・公助がうまく使えるようなツールやシステムがあるととても便利である。共助や公助は制度や法律で大体決まってきているが，自助や互助は，ある程度自由な取り組みとして様々なメディアなどで紹介されている。下記に，特に自助や互助の例をいくつか紹介する。

●早期発見のためのCANDy：Conversational Assessment of Neurocognitive Dysfunction：日常会話式認知機能評価)

これは，認知症のある人に特徴的な話し方をまとめて，認知機能の評価をするものである。一般住民に対して認知症の話をする時，必ずと言ってよいほど，「私最近物忘れが多いのですが認知症かしら？」といった質問がある。いろいろなエピソードを聞いても，実は明確には認知症であるかどうかは分からないことが多い。認知症の定義は第２章で紹介したとおり，脳機能が「継続的に」低下した状態であるため，早期の場合は，認知症かどうか分からないことが多い。その後を継続的に見ていくと生活上に不具合を起こすような症状が出てきて認知症であると分かることもある。そのため，世の中にはたくさんの認知機能を検査するチェックリストがあるが，早期であればあるほど，１回の検査結果だけでは分かりにくいことが多い。また，このようなチェックリストは，早期の人の場合は，解答を覚えてしまっていることもある。さらに，自分が認知症でないと強く主張する人にはチェックリスト自体実施することができず，本当に認知機能のレベルを測定したい人には難しいということも少なくない。

そういった問題に対して，CANDyは，被験者と会話をすることで，非常に自然な状況で認知機能が測定できるため，早期診断の補助にもなり，また進行の度合いも分かる。何より，家族や周りの人が使える利点がある。

CANDyを使った認知機能の測定をすることで，早期であれば，うまく会話が成り立たないことが少しあることを認知症の疑いのある人にフィードバックすることで，早期診断につなげることができ，また進行度合いを知ることで，周りの人がその人のその時の認知機能に合わせた関わり方ができる利点がある。認知症では，図15−２のように適切な支援をすることによって自立度をできるだけ下げないことが目標であり，このCANDyを使うことによって，適切な支援につなげられると考えられる。つまり，CANDyは，地域包括ケアシステムでいう主に自助，互助，共助を促進する認知機能検査だと言える。2018年7月にシカゴで開催された国際アルツハイマー病協会国際会議（ADI）で，カタールの精神科医が「このような検査を求めていた」と発言していたようだ。カタールでは高齢者の7～8割が教育を受けていないため，Mini-Mental State Exam（MMSE）のような認知機能検査はそもそも実施できないということであった。世界の高齢化の波は発展途上国でも問題になっており，発展途上国の高齢者は教育を受けていない人が多く，日常会話から認知機能を推定するCANDyは，そのような人々のためにも役に立つツールだと思われる。もちろん，日本国内でも，自然な会話の中でテストできるため，医療機関の受診や改まってのテストを嫌がる場合でも認知症の早期発見につなげることができる。

●自助，互助を促す学習ツール：「若年性認知症セルフサポート：くらしのヒント集」

もう1つ，自助，互助を促す学習ツールがある。巷には認知症の人にはこのように話しかけたら良いとか，この場合はこうしたら良いとか，いわゆる「マニュアル」のようなものが出回っている。サポートする側は，いろいろ困っているのでそのようなマニュアルにすがりたい気持ちになるが，そのマニュアルの内容が効果的なこともあれば，そうでないこともある。本書第2章と第13章でパーソン・センタード・ケアについて説明したが（認知症の症状は，認知機能低下の内容，その人の生活歴，性格，その時の健康状態，周りの環境といった5つの要因をしっかりみて，一人ひとり違うことを重視することが必要だ。そのため，有用な情報を仕入れても，それが自分自身の場合に当てはまるのかを考えないといけない。当てはまらない場合，考えてケアにあたったり，認知症と生きる人の場合でも自分で考えて日常生活が困らないように準備したりすることが重要である。つまり学習することが欠かせない。

そのために，著者らが作成しているのが「若年性認知症セルフサポート：くらしのヒント集」である。これは，主に家族の生の声をもとに作成されており，こまったことがあったら，その状況がなぜ起こるのか，どのように解決すれば良いのかを教えてくれるものだ。マニュアルではなく，自分でその場の状態や対象者の特性に合わせて試行錯誤により解決策を考えられるようにできることをサポートする。このツールは2020年６月に完成予定で，後述する「みまもりあいプロジェクト」と合体する予定である。そして，１つの問題を解決に導くだけでなく，認知症のことを学習したり，身体の状態を考えたりするような，つまり，パーソン・センタード・ケアの５つの要因に目を向けられるものにしていく(第13章参照)。

このツールは，１つの困りごとを解決するだけでなく，先の５つの要因にも目を向けられるような構造になっている。例えば，少し怒りっぽい認知症の人に対して，どのように対応するのか困った場合，そういったメニューを選べるようになっているが，実は怒りっぽい理由は，単にその場のやり取りだけではなく，身体に便秘だとか何か問題がある場合もある。しかし，怒りっぽいことをなんとかしたい時には，身体のことまで目が向かないことがある。そういった根本的な原因にも目を向けて，なぜこのようなことが起こっているのかを考えられるものになっている。

●互助を促す地域ぐるみでの見守りシステム：みまもりあいプロジェクト

これから紹介する「みまもりあいプロジェクト」は，まさに認知症だけではなく，多世代を巻き込み，地域ぐるみで認知症の人や見守りが必要な人を見守っていこうという画期的なプロジェクトである。

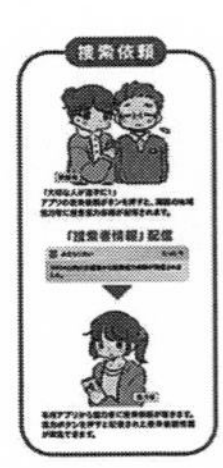

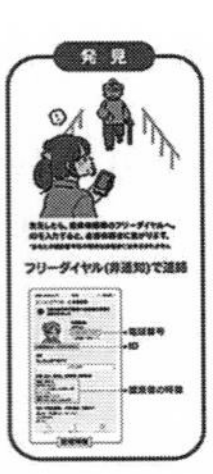

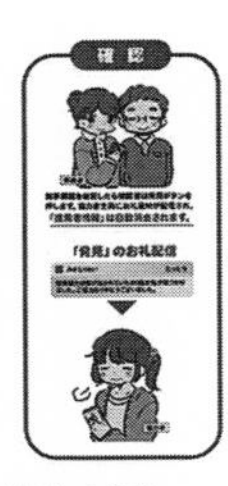

みまもりあいアプリ（捜索協力支援）

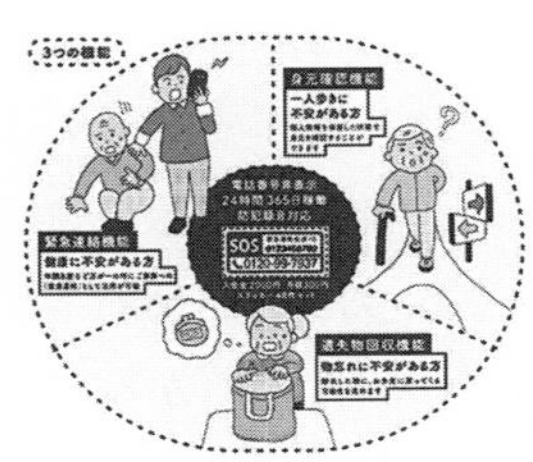

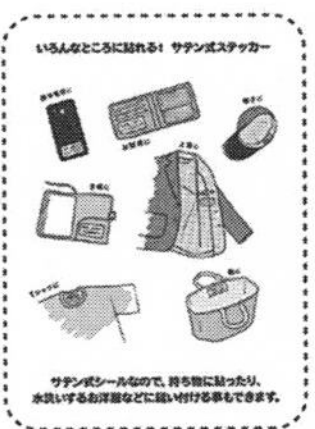

みまもりあいステッカー（緊急連絡支援）

図15−３　みまもりあいプロジェクトの中心的なアプリとステッカーによる支援内容
（みまもりあいプロジェクトホームページより抜粋）

これは，社団法人セーフティネットリンケージが作っているものである。このシステムは，誰かの「助けて欲しい！」という緊急事態に対して「地域にいる協力者を募って，皆で助け合える仕組みを作りたい！」という想いからこのプロジェクトは立ち上がった（みまもりあいプロジェクト）。この「みまもりあいプロジェクト」のホームページには，以下のように，日本がいかに互助の精神で成り立っているかを紹介している。

「みまもりあいプロジェクト」は，日本人が本来もっている互助の精神に基づいています。「１年間に日本で現金を落として交番に届けられる金額＝毎年平均160億円前後」という統計データがあります。このプロジェクトは，日本人が既にもつ「困っている人は助けたい」とする「互助」の気持ちをICT（Information and Communication Technology：情報通信技術）がサポートする発想で生まれた「見守り合える街」を育てるプロジェクトです。具体的には，緊急連絡ステッカー（名称；みまもりあいステッカー）と捜索協力支援アプリ（名称；みまもりあいアプリ）の２つの仕組み（図15−３）を使って見守り合える街作りを支援していきます。

このみまもりあいプロジェクトの特記すべき点は個人情報の流出がほぼ100％阻止できることです。既にこのみまもりあいステッカーは多くの自治体で導入されており，上記のアプリのダウンロード数は，2020年２月現在62万件以上になっている。さらに，みまもりあいプロジェクトは，このアプリとステッカーによってインターネット上にできたプラットフォームを活用し，地域の様々な情報ハブとして利用可能である。先に述べた「若年性認知症セルフサポート：くらしのヒント集」もここに入っていく予定である。

●地域資源を使った多世代，多職種交流：スーパーマーケットの活用

地域共生社会をつくるには，何か新しいものをつくるのではなく，身近に既にあるものを活用する方法が良いことは先に述べた。その一番身近な地域資源の１つにスーパーマーケットがある。スーパーマーケットは，人が交流するところで，必ず立ち寄る人がいるところであるため，買い物以外にも活用できるということで，様々な取り組みをしているところがある。

その１つに兵庫県にあるコープ龍野（たつの）では，スーパーマーケットの一角にある使われなくなった場所をフードコートとして，様々な地域の交流の拠点にしている。例えば，高齢者ひきこもり，閉じこもり，みまもりあい，子育て支援，虐待駆け込み寺，健診受診，健康相談，介護家族相談など，認知症だけではない地域の様々な問題を取り上げて，イベントやセミナーを実施している。さらに，スーパーマーケットには，余った食材もあるため，それらを集めて，子ども食堂の材料にしたりする活動をしている。

●地域包括ケアシステムにおけるハブ機能を担う図書館との協働による「認知症にやさしい図書館」

公共図書館は各自治体に必ずあり，全国に3,000以上ある。マクドナ

ルドより多い。利用するのにお金はかからず，どんな人も訪れることができる。年齢制限もない。あらゆる世代が自然に集まる。当然高齢者も，認知症のある人も図書館に行くことができる。彼らが図書館に行くのであれば，図書館もその人たちの生活環境であると言える。実際に公共図書館にはたくさんの高齢者がいる。特に男性が多い。これは推論ではあるが，高齢男性は，たとえ介護が必要な状態になっても，デイサービスなどに行くよりは，最初は一人で過ごしたいと思っている人も多いだろう。そういう人に図書館は最適の場所である。

従って，本章の最初に述べた広義の福祉の定義に基づくと，高齢者や認知症のある人の立場に立って考えれば，彼らにとって図書館が生活の場であり，同時に福祉的な場になることは必然であろう。しかしながら，図書館がどこまで福祉的な役割を担うのかは，その場での内容による。例えば，尿失禁した際の介護技術が必要なことまで図書館員がするのかと言えば，個人の親切心の範疇での対応であり，組織的に対応しなければならないかどうかは分からない。図書館員としての職務の範疇を越えているとも言える。

しかし，図書館のカウンターで，返却したかどうか分からなかったり，図書カードをなくしたり，家に帰れなくて途方に暮れている利用者に遭遇した時などの対応マニュアルなどは必要かもしれない。また，身元が分からなかったり，デイサービスなどの介護保険制度などを使っていない人などには，福祉的サービスにつなぐ体制もあれば良いだろう。

その際，図書館だけで解決するのではなく，地域包括支援センターや行政の部門などと協力して体制を整える必要がある。そうでないと図書館員の負担は大きくなる。人材不足は介護業界だけではなく，図書館も深刻だ。日中のカウンター業務はアルバイトの学生で回している図書館もある中，福祉の経験者も図書館に入っていける戦略を立てないといけない。

●図書館と福祉の関係：図書館から見た場合の社会学習戦略と多世代交流

最初に述べた広義の福祉から社会全体で認知症の人を支えていくという視点で考えると，図書館は福祉的にも重要な役割を担っている。図書館は言わずと知れた社会学習施設である。学習したい人のための資料はたくさんある。認知症に対しての図書館の学習機能には主に２つの役割がある。

１つは，認知症のある人，家族など当事者に対しての学習だ。私の周りでも認知症の診断や疑いを指摘された後に図書館で認知症とはどのような病気なのかを勉強したという人は少なくない。最初に勉強する際に，必要以上に悲観も楽観もせず，住み慣れた町で暮らすため，地域で支援が得られることを知ることが必要である。図書館はそういう地域の情報を入手できる。

もう１つは，当事者ではない人たちへの当事者理解を促すことだ。超高齢社会で今後高齢化率は40％くらいまで増加すると言われている中，高齢者やおのずと増える認知症のある人を理解し，区別せずに共存していくことが期待されている。つまり，認知症の特徴を知り，自分の周りに認知症のある人がいる際にも，構えずに自然に関われるようになることが重要である。学習資料の揃っている図書館は，社会全体に対して認知症の学習を促すことが可能である。この学習は図書館に訪れる人を当然，対象とすることができるので，子供や子育て世代にも学習を促すことができる。認知症のことを十分知識としてもたなくても，同じ図書館という場で認知症のある人や高齢者と実際に関わりながら認知症を学習することで，少しだけでも高齢者や認知症の人に優しく対応することができるのではないか。熱心でなくても，少しの思いやりを引き出す認知症の学習が促せるのではないか。

実際に若い世代と高齢者や認知症のある人が同じ場所にいることはあまりない。介護保険施設で，子供が慰問のような形で訪れるといういわゆる人工的な場面は多いが，自然な流れで多世代が集まる場は地域では多くない。極めて自然な流れで高齢者や認知症の人が同じ場を共有することができる図書館は，福祉的に重要な案件に対しての社会学習を促すことができ，これにより認知症，高齢であるなど個々人が様々な異なる特徴をもちながら社会で満足して生活できるようになることにもつながると思っている。

5. まとめ

社会の病気になってしまった認知症に対して，「認知症になっても自分の望んだ場所で，最後まで暮らす」というコンセプトをもとに，地域包括ケアシステムを促進する主に自助，互助をキーとした使えるツールやまちづくりの取り組みを紹介した。重要なことは自分たちのまちでの地域共生は誰にとってどのような人を巻き込んでいくかを考えながら，既存の地域資源を十分に把握し，活用することである。適宜，紹介したツールなどを利用しつつ，自分の周り，自分のまちの地域包括ケアシステムをレベルアップしていきたい。

研究課題

1．認知症の施策についてまとめてみよう。
2．家族や友人に認知症の人がいた場合，生活がどのように変わるのか，または変わらないのかを考えてみよう。
3．自分の住んでいる町内で認知症の人を見守るシステムにはどのようなものが良いか考えてみよう。
4．認知症の人や様々な生きにくさを抱えている人たちにとってもやさしいまちづくりにどのような機関や場所が活用できるか考えてみよう。

引用文献

1. 厚生労働省「認知症サミット日本後継イベントの開催」
https://www.mhlw.go.jp/stf/houdou/0000058531.html（2020年2月20日閲覧）
2. 認知症施策推進総合戦略～認知症高齢者等にやさしい地域づくりに向けて～（新オレンジプラン）
https://www.mhlw.go.jp/stf/houdou/0000072246.html
3. 厚生労働省「認知症施策推進大綱（本文）」
https://www.mhlw.go.jp/content/000522832.pdf（2020年2月20日閲覧）
4. 厚生労働省「地域共生社会の実現に向けた地域福祉の推進について」（平成29年12月12日局長通知）
5. 若年性認知症セルフサポート：くらしのヒント集
http://miyatabu.net/livingsupport/
6. CANDy　http://cocolomi.net/candy/（2020年2月20日閲覧）
7. みまもりあいプロジェクト　http://mimamoriai.net/（2020年2月20日閲覧）
8. 山川みやえ，繁信和恵編「認知症：本人と家族の生活基盤を固める多職種連携」日本看護協会出版会．2017

索引

●配列は五十音順，数字，欧文

●た　行

●な　行

●は　行

●ま　行

●や　行

●ら　行

●わ　行

●(数字)

●(欧文)

分担執筆者紹介

（執筆の章順）

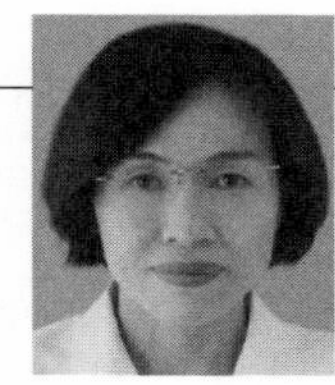

繁信　和恵（しげのぶ・かずえ）

・執筆章→３・４・５

1972年　愛媛県今治市に生まれる
1998年　愛媛大学医学部医学科卒
2002年　愛媛大学大学院医学系研究科卒〈医学博士〉
現在　公益財団法人浅香山病院精神科部長・認知症疾患医療センター長
　大阪大学大学院連合小児発達学研究科行動神経学・神経精神医学寄付講座特任講師
専攻　神経心理学，老年精神医学

主な著書「生物学的アプローチによる精神科ケア」（共著，南江堂）
「前頭側頭葉型認知症の非薬物療法　精神科臨床リュミエール12　前頭側頭葉型認知症の臨床」（共著，中山書店）
「認知症　臨床の最前線」（共著，社医歯薬出版）
「認知症～本人と家族の生活基盤を固める多職種連携～」（共著，日本看護協会出版会）
「進行性失語」（共訳，新興医学出版社）

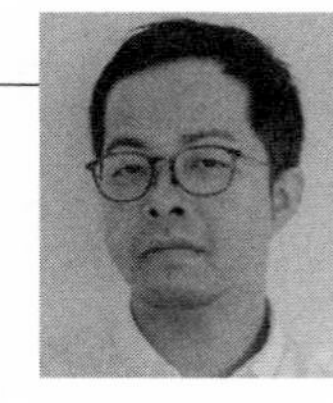

河野　禎之（かわの・よしゆき）

・執筆章→7・8・14

1980年　大分県大分市に生まれる
2003年　東京学芸大学教育学部Ｎ類心理臨床専攻卒
2012年　筑波大学大学院人間総合科学研究科博士後期課程障害科学専攻修了　博士〈障害科学〉
現在　筑波大学人間系助教
専攻　臨床心理学，老年心理学，社会福祉学
主な著書「『認知症にやさしいまち』を実現するために〜地域の取り組みをどう評価するか？」（単著，Web 医療と介護）
「『認知症にやさしいまち』を実現するために〜未来にどんな風景があるのか？」（単著，Web 医療と介護）
「チャレンジ行動から認知症の人の世界を理解する—BPSDからのパラダイム転換と認知行動療法に基づく新しいケア」（共訳，星和書店）
「脳の老化を防ぐ生活習慣　認知症予防と豊かに老いるヒント」（共訳，中央法規出版）

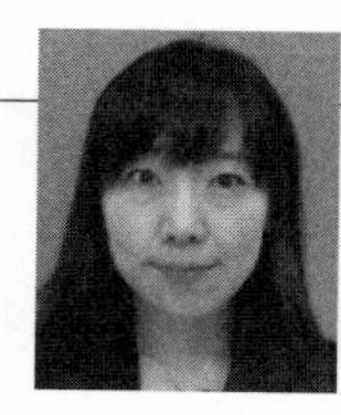

樋上　容子（ひがみ・ようこ）

・執筆章→11・12

1981年　愛媛県松山市に生まれる
2004年　大阪大学医学部保健学科卒
2013年　大阪大学大学院医学系研究科保健学専攻博士前期課程修了
2020年　大阪大学大学院医学系研究科保健学専攻博士後期課程修了〈看護学〉博士
現在　大阪大学大学院医学系研究科保健学専攻助教を経て，大阪医科薬科大学看護学部講師
大阪大学大学院医学系研究科保健学専攻招へい教員
専攻　老年看護学
主な著書「よくわかる看護研究論文のクリティーク　第2版」（共著，日本看護協会出版会）
「認知症 plus 退院支援　一般病棟ナースのための Q&A［認知症 plus］シリーズ」（共著，日本看護協会出版会）
「エビデンスに基づく看護実践のためのシステマティックレビュー」（共著，日本看護協会出版会）

編著者紹介

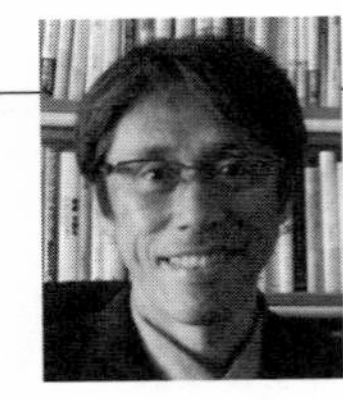

井出　訓（いで・さとし）

・執筆章→1・6・10

1963年　埼玉県蕨市に生まれる
1988年　明治学院大学社会学部社会福祉学科卒業
1996年　ケース・ウェスタン・リザーブ大学看護学大学院博士課程（Doctor of Nursing program）修了
1996年　〈看護学〉博士
現在　北海道医療大学看護福祉学部教授を経て，放送大学教授
NPO 法人認知症フレンドシップクラブ理事長
専攻　老年看護学
主な著書「系統看護学講座専門分野２：老年看護学」（共著，医学書院）
「生活機能から見た老年看護過程＋病態・生活機能関連図」（編集・共著，医学書院）
「老年看護学概論」（共著，南江堂）
「老年看護学」（共著，放送大学出版会）

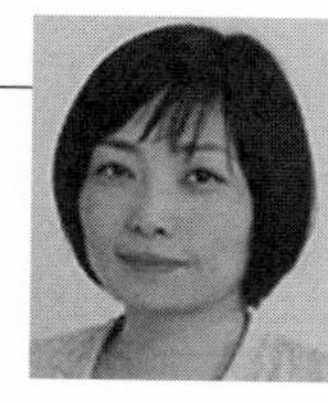

山川みやえ（やまかわ・みやえ）

・執筆章→2・9・13・15

1977年　愛知県に生まれる
2001年　大阪大学医学部保健学科看護学専攻卒業
2011年　大阪大学大学院医学系研究科保健学専攻博士後期課程単位取得満期退学
2012年　大阪大学大学院医学系研究科博士〈看護学〉
現在　大阪大学大学院医学系研究科保健学専攻助教を経て，大阪大学大学院医学系研究科保健学専攻准教授
公益財団法人浅香山病院臨床研修特任部長
専攻　老年看護学
主な著書「老年看護学」（共著，放送大学教育振興会）
「ほんとうのトコロ認知症って何？」（共著，大阪大学出版会）
「予防の観点で考える認知症・サルコペニア」（共著，メディカルレビュー社）
「認知症：本人と家族の生活基盤を固める多職種連携」（共著，日本看護協会出版会）
「領域別　看護過程展開ガイド」（共著，照林社）

放送大学教材　1519352-1-2111（テレビ）

改訂版　認知症と生きる

発　行　　2021年３月20日　第１刷
編著者　　井出　訓・山川みやえ
発行所　　一般財団法人　放送大学教育振興会
　　　　　〒105-0001　東京都港区虎ノ門1-14-1　郵政福祉琴平ビル
　　　　　電話　03（3502）2750

市販用は放送大学教材と同じ内容です。定価はカバーに表示してあります。
落丁本・乱丁本はお取り替えいたします。

Printed in Japan　ISBN978-4-595-32263-1　C1347